酒疗

WINE THERAPY

怎样饮酒益健康

党毅　陈虎彪　编著

世界图书出版公司
上海・西安・北京・广州

图书在版编目(CIP)数据

酒疗：怎样饮酒益健康/党毅，陈虎彪编著.—上海：上海世界图书出版公司，2016.8
ISBN 978-7-5192-1499-9

Ⅰ.①酒… Ⅱ.①党…②陈… Ⅲ.①酒—食物疗法 Ⅳ.①R247.1

中国版本图书馆CIP数据核字(2016)第142718号

本书中文简体版由香港万里机构出版有限公司授权
世界图书出版上海有限公司在中国内地出版发行

责任编辑：李　晶　芮晴舟
责任校对：石佳达
摄　　影：陈虎彪　党　毅

酒疗：怎样饮酒益健康
党毅　陈虎彪　编著

上海世界图书出版公司出版发行
上海市广中路88号
邮政编码 200083
上海锦佳印刷有限公司印刷
如发现印装质量问题，请与印刷厂联系
(质检科电话：021-56401314)
各地新华书店经销

开本：890×1240　1/32　印张：5　字数：200 000
2016年8月第1版　2016年8月第1次印刷
印数：1-3000
ISBN 978-7-5192-1499-9/R·386
图字：09-2016-338号
定价：35.00元
http://www.wpcsh.com

序

2016年初，正当人们沉浸在新年的喜悦和期待猴年春节的日子里，我很高兴看到党毅博士和陈虎彪博士的新作书稿。

酒是人类饮用历史最长的植物发酵酒精饮料，其最基本定义是指饮料中所含的主要成分有乙醇。由古至今，酒与人类的日常生活息息相关，无论是在饮食、娱乐，还是在养生、医疗，甚至祭祀等领域都占有重要地位。

酒，在中国有悠久的历史也衍生出灿烂的文化，并有许多世界知名的品牌。特别是中国的绍兴米酒，茅台白酒，更是作为国宴之酒。随着国人生活水平的提高，近年来，喝红酒正在成为一种时尚，越来越多的研究证实：适量常饮葡萄酒，对人体健康有益，特别是红葡萄酒，有益心脏保健。此外，还有许多非常宝贵的“药酒”，例如，红花酒、人参酒、枸杞子酒等。“药酒”，这个具有浓郁中医药文化特色和特殊疗效的饮品，在中华民族延缓衰老、防治疾病、促进康复等诸多领域都发挥着举足轻重的作用。中医认为，“酒为百药之长”。可以这样说，中国文化、中医药的发展史与酒的发明和应用有着无法分割的联系。

在“以人为本”思想的主导下，广大人民的心身健康越来越受到重视，很需要专业人员用通俗的语言来阐述健康科学的理念和内涵。党毅博士在中医药，特别是养生食疗方面有很深的造诣，曾赴多国讲学，并勤于诗词创作；陈虎彪博士从事药用植物教学与研究二十余年，酷爱植物摄影。两位专家通力合作，将21世纪学科之间的融合和交叉成功地运用于教研工作中。书中不但图文并茂地介绍了常用米酒、果酒、啤酒、白酒、蜂蜜酒、药酒、马奶酒、青稞酒、蛇酒等的组成和保健功效，而且还以简洁的语言描绘出各种酒的个性和特点。有诗，有画，有方，有药；有各种酒的营养分析，饮用方法，也有药酒的制作工艺，传统功效。既有文化内涵，又很具实用性。可以看出，这本书融入了他们对应用酒养生保健的许多心得和对品酒与人生情趣的认识。今天这本书得以完成，正是两位学者热爱中医药和药用植物，在专业上日积月累地执着追求的结果。

阅读书稿之后，甚为欣喜。流畅的语言，优美的诗文，配以色彩斑斓、清晰艳丽的图片，使人在感受到中国酒文化的同时，也颇受“酒疗”保健之益。欣然提笔，是为序。

中国工程院院士

中国医学科学院药用植物研究所研究员

2016 年 1 月于北京

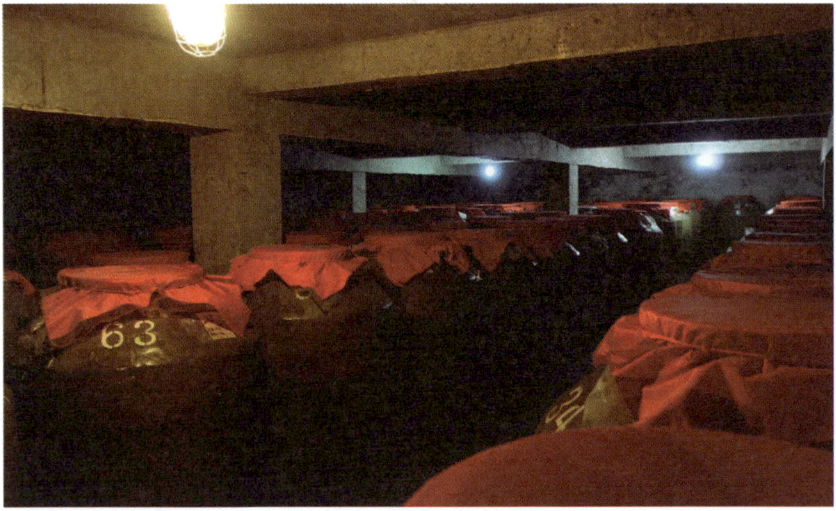

自序

酒的种类有很多，依据其制造方法可分为三大类。第一类是酿造酒，它是用谷类或水果做原料，经酵制和储存陈熟所制成的酒，如黄酒、啤酒、葡萄酒等，这类酒的酒精成分较低，在20%以下。第二类是蒸馏酒，它是酿造酒经蒸馏并储存陈熟所制成的酒，如中国白酒、白兰地等。其酒精成分较高，在20%～80%。第三类则为再制酒，它是用蒸馏酒或酿制酒为原料酒，添加各种药材、水果香料等浸渍调制而成的酒，如五加皮酒。在日常生活中、酒还是一种常用的调味品，烹调鱼和海鲜时用，可除腥秽，增加香味，并有醒脾胃、助消化等作用。

中医用酒治病历史悠久，《五十二病方》中已记载了内外用酒配方30余首，用治疽、蛇伤等病。《说文解字》云："医，治病工也。……从酉……医之性，以然得酒而使。"单从繁体"醫"的下半部分"酉"（在古代汉语中即代表酒）来看，就足以说明医与酒的特殊关联。所以，中国素有"医源于酒"之说。

以酒为溶媒来炮制药酒，不但能迅速把药物的有效成分溶渗出来，且酒性纯阳，走而不守，故可宣散药力，通行经络，并有引经效用。药酒亦不易腐坏，便于保存，可随时饮用。浸药酒多用烧酒；做药引则多用黄酒。一般说来，诸酒都以陈久者为佳。

酒，又是一种颇具争议的饮品。有的人为了健康，滴酒不沾；有的人也是为了健康，常常浅斟小酌；有的人视酒为毒品，认为它"有百害无一利"；有的人却自泡"药酒"，常年服用，并对其功效笃信不疑。医生总是告诫患者要戒烟限酒，而生活实践中又不乏喜好饮酒的长寿者。究竟酒对人体健康是有害还是有益呢？名目繁多的酒各有何功效呢？且听我们慢慢道来。

《酒疗》是我们历经多年酿的一杯养生酒，请慢慢细品，从中感受中华民族酒文化的魅力和保健功效。

党毅　陈虎彪

2016年2月于香港

目录

第一章　话说酒疗

第二章　酒疗效

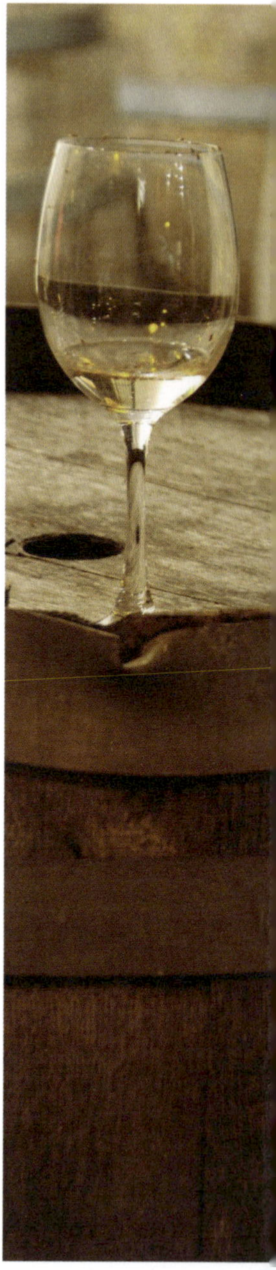

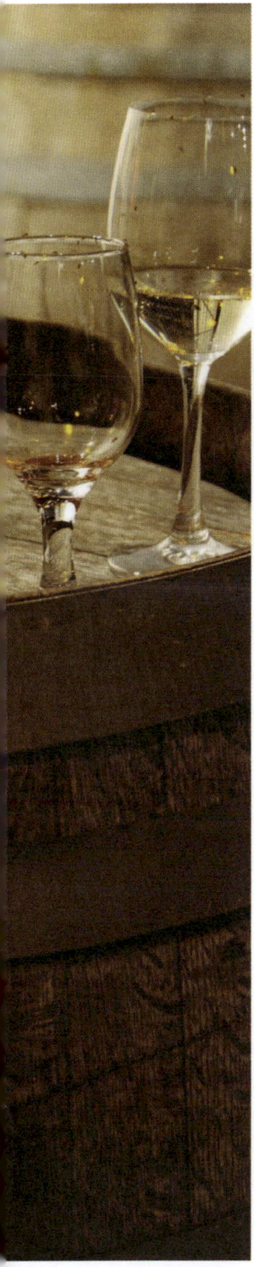

第三章　四季养生酒

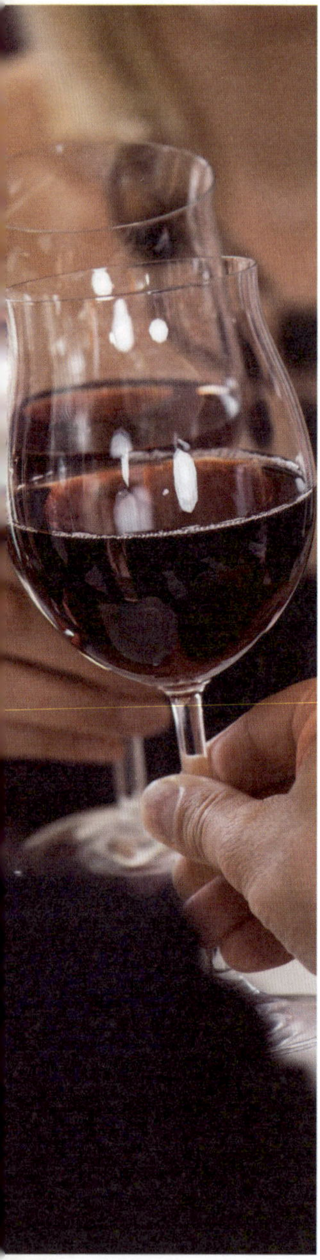

第四章　酒与养生

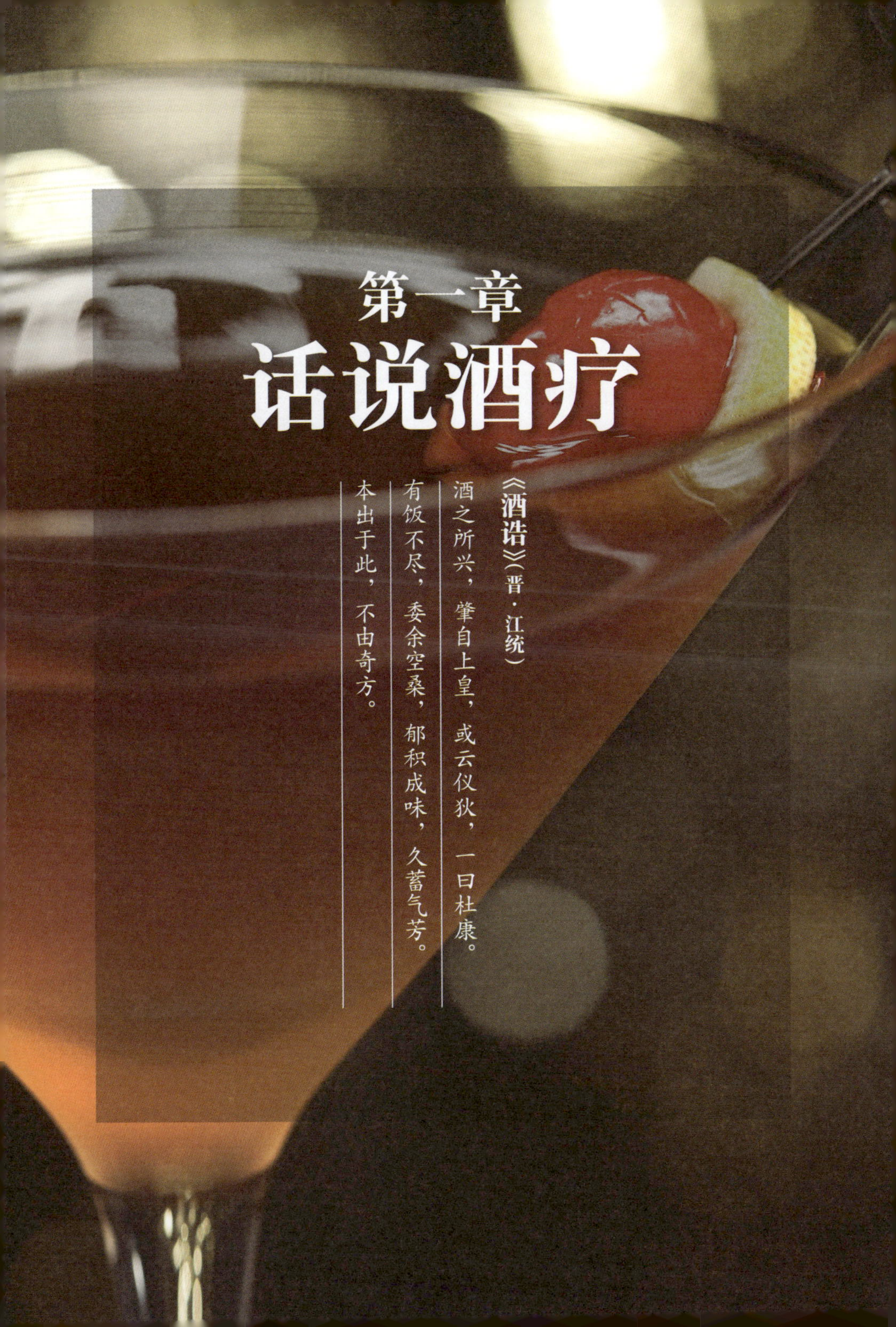

第一章 话说酒疗

《酒诰》（晋·江统）

酒之所兴，肇自上皇，或云仪狄，一曰杜康。

有饭不尽，委余空桑，郁积成味，久蓄气芳。

本出于此，不由奇方。

悠久的酿酒历史

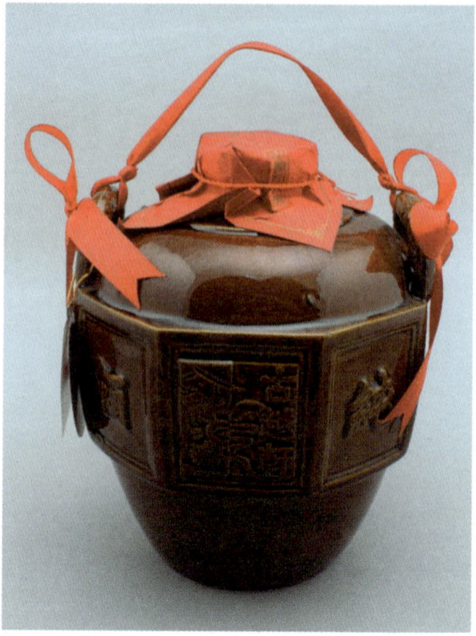

远古时代，农业尚未兴起，先祖们过着女采摘男狩猎的生活。有时，采摘的野果食用不完，便贮存起来，因没有保鲜方法，野果里含有的糖分与空气中的真菌、酵母菌相遇，就会发酵，生成含有酒香气味的果子。这种自然发酵现象，使祖先有了发酵酿酒的模糊认识，日久天长，便积累了以野果酿酒的经验，并为日后酿造黄酒提供了宝贵的启示。

在殷墟河南安阳小屯村出土了商朝武丁时期（前约1200）的墓葬，在近200件青铜礼器中，各种酒器约占70%，可见当时饮酒之风相当盛行。

中国甲骨文中早就出现了“酒”字和与酒有关的醴、尊、酉等字。从中可以佐证酒的存在之久。中国第一部诗歌总集《诗经》中有“即醉以酒，即饱以德”（《大雅·即醉》）的诗句；《周易》《礼记》《左传》等典籍中，关于酒俗的记载更多，如“酒者可以养老也”（《礼记》）、“酒以成礼”（《左传》）等。这说明酒存在着多种用途，是生活习俗中必不可少的。

酒事知多点

仪狄作酒

传说酿造粮食酒的方法是禹的妻子仪狄发明的。《战国策·魏策》载：“仪狄作酒，禹饮而甘之，遂疏仪狄，而绝旨酒。曰：后世必有以酒亡其国者。”

用粮食造酒要比用其他原料复杂，因为酿造果酒利用葡萄糖，一般微生物就可以发酵。而直接利用粮食酿酒，首先要把淀粉转化成糖，这需要真菌介入，但一般真菌在分解淀粉的同时会产生有害人体的毒性物质，必须筛选、驯化真菌，这就是制曲。曲药的发明及应用，是中华民族对人类的伟大贡献，被誉为古代四大发明之外的“第五大发明”。

总之，自夏之后，经商周、秦汉，以至于唐宋，皆是以果实、粮食蒸煮，加曲发酵，压榨而后才出的果酒或米酒。随着酿酒工艺的进一步改进，改而成为蒸煮、曲酵、馏。最大的突破就是对酒精的提纯。数千年来，在历史的变迁中，中国不同地域和不同民族酿造出了许多具有地方特色，更能反映当地风土人情的酒，也向世界展示了一个博大渊深的名酒古国。

美丽的制酒传说

中国是酒的故乡，也是酒文化的发源地。6000 年前的新石器时期，粗陋的生存条件难以很好地储存粮食，只能堆积在潮湿的山洞里或地窖中，时日一久，粮食发霉发芽。霉变的粮食浸在水里，经过天然发酵成酒，这便是天然粮食酒。饮之，芬芳甘洌。人们受这种自然发酵成酒的启示，又经历上千年的摸索，逐渐发明了人工酿酒。据考古发现，龙山文化遗址中，已有许多陶制酒器。

相传，酒是杜康发明的：有一天，杜康想研制一种可以喝的东西，可是冥思苦想就是想不出制作方法，晚上睡觉时，梦见一个鹤发童颜的老翁来到他面前，对他说：“你以水为源，以粮为料，再在粮食泡在水里第九天的酉时找三个人，每人取一滴血加在其中，即成。”说完老翁就不见了。杜康醒来就按照老翁说的制作。他在第九天的酉时（5 ～ 7 点）到路边寻找三人。一个文质彬彬的书生，

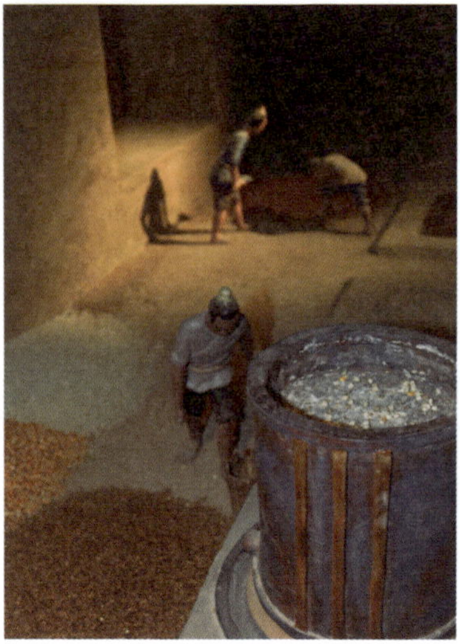

一位威武英气的将军，一个无亲无故的乞丐。有了这三滴血，杜康终于制作成了，可是，叫什么名字呢？他一想，这饮品里有三个人的血，又是酉时滴的，就写作“酒”吧，怎么念呢？这是在第九天做成的，就取同音，念酒（九）吧。

实践中人们逐渐懂得，酒是良好的溶媒，它能把水不能溶解的成分溶解出来。酒问世后，继而又有复合成分的食用酒和药用酒出现。有学者曾提出：“酱、酒、糖、豆腐等食品的制成，说明当时已从简单直接食用动、植物食品，发展到制成多种经过理化变化的食品，对提高食品营养成分的利用和丰富食物的品种来说，是营养学上一个很大的发展和飞跃。”

周代酿酒的技术已发展成独立的且具相当规模的手工业作坊，并设置有专门管理酿酒的“酒正”“酒人”“郁人”“浆人”等官职。《周礼》有“医酒”的记载，还记载着酿酒的六要诀：秫稻必齐（原料要精选），曲蘖必时（发酵要限时），湛炽必洁（淘洗蒸煮要洁净），水泉必香（水质要甘醇），陶器必良（用以发酵的窖地、瓷缸要精良），火齐必得（酿酒时蒸烤的火候要得当），把酿酒应注意之点都说到了。

一说猿猴亦能造酒。陆柞蕃著《清稗类钞·粤西偶记》，关于果实花木之酒，有如下记载：“粤西（广东的西部）平乐府山中多猿，善采百花酿酒，樵子入山，得其巢穴者，其酒多至数石，饮之香美异常，名曰猿酒。”李日华著《紫桃轩又缀》载：“黄山多猿，春夏采杂花果于石洼中，酝酿成酒，芳香袭人。”

灿烂的饮酒文化

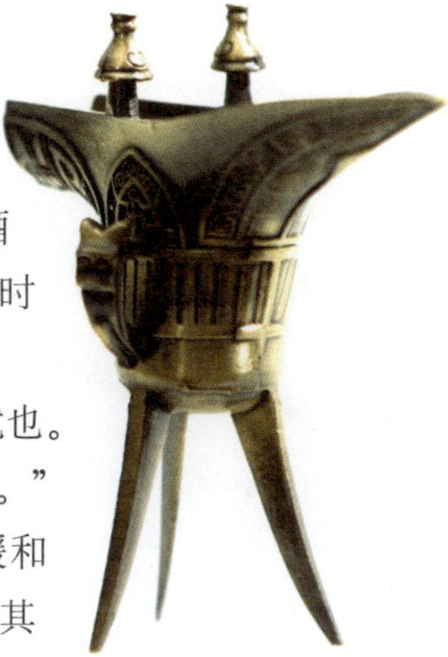

中国上下五千年，堪称酒的文化、酒的历史。李白有“举杯邀明月”的雅兴，苏轼有“把酒问青天”的胸怀，欧阳修有“酒逢知己千杯少”的豪迈，曹操有“对酒当歌，人生几何”的苍凉。酒，人们高兴的时候用它助兴；悲伤的时候用它解忧。

东汉许慎在《说文解字》中说：“酒，就也。所以就人性之善恶也，从水酉，以酉目为之。”酒，可作为饮品和用于医疗，因为具有弛缓和欣快作用，也用于放松和产生快感、娱乐等其他的社交活动。酒，几乎渗透到人类社会生活中的各个领域。

西方人爱喝酒，中国人爱饮茶。饮茶讲究饮名茶，而喝酒也一样，讲究要选好酒喝。西方有一句谚语：Life is too short to drink bad wine. 由此看来，虽然茶和酒的特性不同，如同东方文化和西方文化一样各具特色，但人们讲究饮名茶、喝名酒的追求，却是一致的。

中国民间饮酒的名目繁多，例如，“会亲酒”“出门酒”“接风酒”“交臂酒”“交杯酒”“回门酒”“满月酒”“百日酒”“祝寿酒”“上梁酒”“进屋酒”“开业酒”“分红酒”“送行酒”等。甚

酒事知多点

“筛酒”的来历

最初粮食酒都是放在坛中边酿造，边贮存，喝时开坛，筛除酵母渣滓后饮之。所以古代喝酒也叫“筛酒”，后来发明了蒸馏酒，一般为65度烈酒，改为以小盅喝。最近几十年才流行30 ~ 40度的低度蒸馏酒。

至还有“罚酒”，理由也是五花八门。最为常见的可能是对酒席迟到者的“罚酒三杯”。人们在饮酒、赞酒的时候，总要给所饮的酒起个饶有风趣的雅号或别名。这些名字，大都由一些典故演绎而成，或者根据酒的味道、颜色、功能、作用、浓淡及酿造方法等而定。例如，杜康（杜康是古代高粱酒的创始人）、欢伯（因为酒能消忧解愁，能给人们带来欢乐）、杯中物（因饮酒时，大都用杯盛着而得名）、金波（因酒色如金，在杯中浮动如波而得名）、壶觞（本来是盛酒的器皿，后来亦用作酒的代称）、酌（本意为斟酒、饮酒，后引申为酒的代称）。酒的很多绰号在民间流传甚广，所以在诗词、小说中常被用作酒的代名词，这也是中国酒文化的一个特色。

神奇的酒疗效果

中医认为，酒性轻扬，味辛、甘、苦，性温，有毒。归心、肝、肺、胃经。具有“通血脉，御寒气，行药势”之功。无经不达，能引经药，势尤捷速，通行一身之表，高中下皆可至也。主治风寒痹痛、筋脉挛急、胸痹心痛、脘腹冷痛等证。酒可内服，适量温饮或浸药；

酒事知多点

酒醉而成传世佳作

酒是浪漫的，茶是理性的。酒充满激情，茶富于冷静。酒使人尽吐真言，茶让人积思顿释。酒意味着艺术的自由状态，而茶则显示着隐士的无欲心境。因醉酒而获得艺术的自由状态，是古老中国的艺术家解脱束缚获得艺术创造力的重要途径。

苏轼《和陶渊明〈饮酒〉》中有“俯仰各有态，得酒诗自成”。杨万里《重九后二日登万花川谷月下传觞》中有“一杯未尽诗已成，涌诗向天天亦惊”。草圣张旭“每大醉，呼叫狂走，乃下笔”，于是有其“挥毫落纸如云烟”的《古诗四帖》。酒醉而成传世佳作，这样的例子在中国诗史中俯拾皆是。

亦可外用，适量单用或制成酒剂涂搽，或湿敷，或漱口。此外，米酒又可温养脾胃，有一定补益作用。少饮有节，养脾扶肝，驻颜色，荣肌肤，通血脉。浸药酒多用烧酒，做药引则一般多用米酒。

酒在医疗和养生上，常被制成药酒使用。例如，《本草纲目》记载用酒小量温服，治疗“阴寒内盛，腹部冷痛”。《伤寒论》中的“炙甘草汤”，以酒和水煮人参、地黄、桂枝、甘草、生姜、阿胶、麦冬、麻仁、大枣等药服用。用于气血不足、血脉不能宣通，心悸，脉结代。还有《中华本草》记载以酒与生地黄汁同煎服，散瘀止痛。用于治疗产后腹痛。《食物疗法》记载用白酒 30 毫升，花椒 15 克，生姜汁 3 毫升，甘油 6 毫升。先将花椒浸酒内，1 周后取出花椒，加入姜汁、甘油摇匀，涂患处。用于治疗冻疮等。

此外，还可以用单味中药制成药酒，例如，阿胶酒。阿胶有很好的补血、止血、滋阴润燥的功效，也是女性强身健体、美容养颜的最佳补品之一。适用于月经不调、贫血等病症。阿胶通过补血起到滋润皮肤的作用，有利于皮肤的保健，服用后会使面色红润，肌肤细嫩、有光泽、弹性好，而且有一定的祛斑效果，所以也用以护肤养颜。每日可用 25 毫升的黄酒，放 3 ～ 9 克阿胶于酒中，炖热烊化即可饮用，可分早晚 2 次饮用。

又如，玫瑰酒。玫瑰花具有行气解郁、疏肝和胃、活血止痛的功能。适用于因肝郁气滞引起的胸胁胀痛，月经不调，或伴有胸闷、气滞、喜欢叹气、抑郁、雀斑、黄褐斑、乳腺增生等病症。制作方法：取鲜玫瑰花 350 克，黄酒 1500 毫升，将玫瑰花泡在酒中，由于玫瑰花瓣很薄，其成分极易渗透出来，浸泡 5 ～ 7 天就可以喝了。

英格兰西部一家医院的心脏病患者得到的处方是：“日饮红酒两杯”。这家医院位于斯文敦，该院心脏外科手术医师威廉 · 麦克利对媒体说，他是在研究法国人的健康统计数字时获取该处方灵感的。麦克利医生说：“从整体来看，法国人吃进的动物脂肪是我们

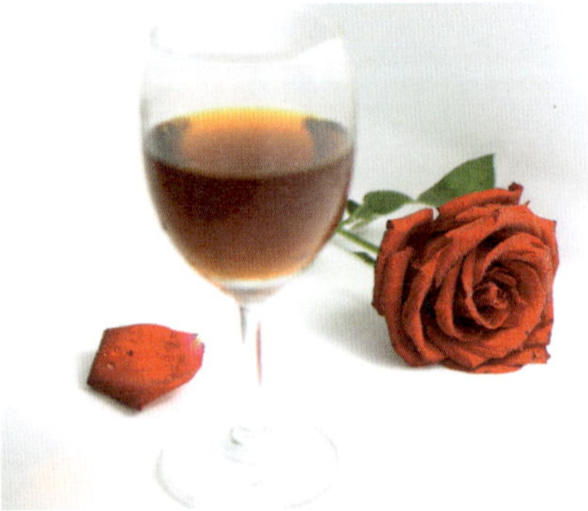

英国人的两倍，他们吸烟比我们多，做的运动和锻炼不如我们，可法国人心脏病发作的死亡率是我们的一半。造成这些差异的变数有很多，我特别注意到法国人爱喝红酒。”麦克利医生认为，对心脏病患者的保养来说，红酒并非越贵越好。廉价红酒对人体心脏更有好处，因为这类红酒在酒桶内保存、发酵的时间较短，所含的抗氧化剂多于顶级红酒。

一项发表在《美国流行病学杂志》上的研究报道表明，少量饮酒有助于减少罹患腿部动脉疾病的概率。美国贝丝·伊斯雷尔医疗中心的研究人员对 5635 名志愿者进行了 7 年半的追踪调查发现，每周饮酒 1～13 次的人，上年纪后患腿部动脉疾病的概率比不喝酒的人要低 44%。研究人员解释，随着人的年龄增加，腿部动脉血管会逐渐硬化，从而影响到腿、脚踝和足部的血液循环，导致腿部疼痛、烧灼感、手脚冰凉和皮肤变色等，而适当饮酒正好能改善这些状况。

酒事知多点

曲水流觞

永和九年（353）三月初三，晋代大书法家、会稽内史王羲之携亲朋谢安等 42 人，在绍兴兰亭举行饮酒赋诗的“曲水流觞”活动。在兰亭清溪两旁席地而坐，将盛了酒的觞放在溪中，由上游浮水徐徐而下，经过弯弯曲曲的溪流，觞在谁的面前打转或停下，谁就即兴赋诗或饮酒。王羲之将大家的诗汇集起来，乘酒兴而书，写下了举世闻名的《兰亭序》，被后人誉为“天下第一行书”，“遒媚劲健，绝代更无”。王羲之也因此被誉为“书圣”。传说王羲之酒后曾多次重写《兰亭集序》都不能达到原来的境界，这不仅表现了艺术珍品需要在天人合一的环境下造就，也表明了酒的神力和活力。

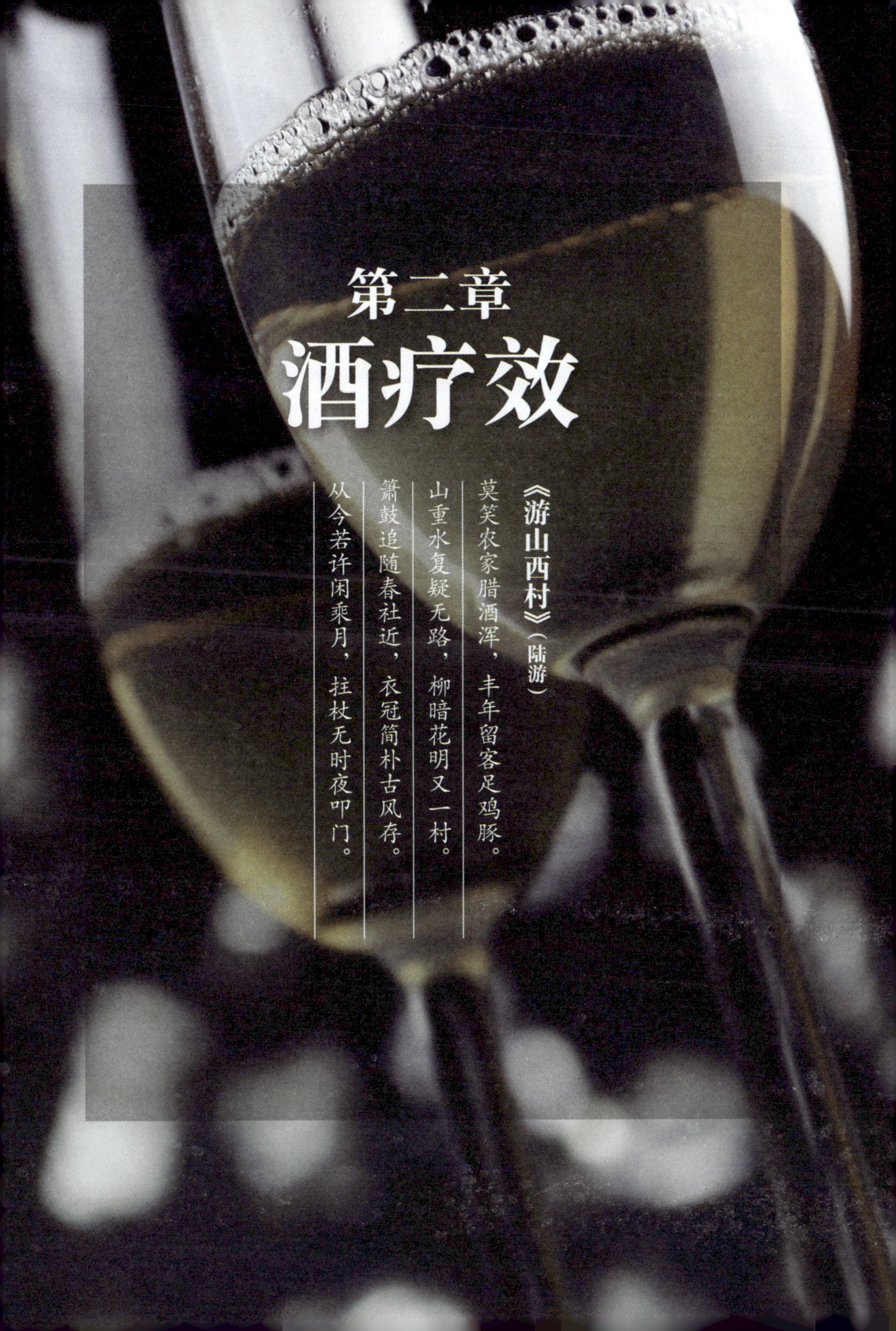

第二章 酒疗效

《游山西村》（陆游）

莫笑农家腊酒浑，丰年留客足鸡豚。
山重水复疑无路，柳暗花明又一村。
箫鼓追随春社近，衣冠简朴古风存。
从今若许闲乘月，拄杖无时夜叩门。

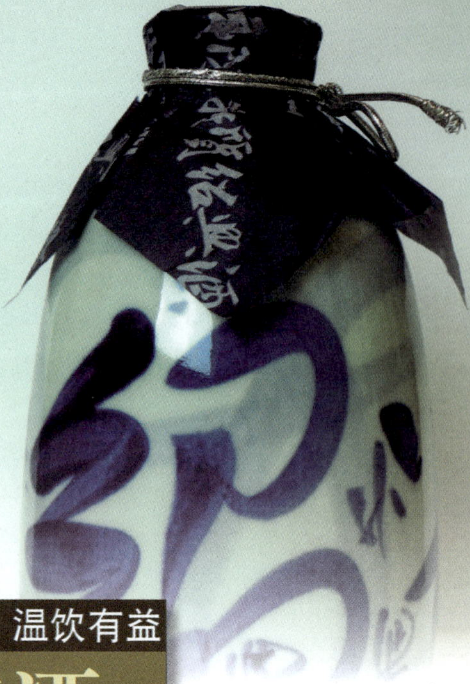

烹调有术 温饮有益

黄酒

歌诀

琥珀杯中稻谷香，
粳籼加饭女儿粮。
九州南北兴陈酿，
千载江河颂酒庄。

黄酒是中国的民族特产，以大米、黍米为原料，属于酿造酒。以浙江绍兴为代表的麦曲稻米酒历史最悠久，最有代表性。与白酒不同，黄酒没有经过蒸馏，一般酒精含量为 14% ~ 20%，属于低度酿造酒。

在古代，“酒”是所有酒的统称，在蒸馏酒尚未出现的历史时期，“酒”就是酿造酒。如李时珍在《本草纲目》中把当时的酒分为三大类：酒、烧酒、葡萄酒。其中的“酒”这一节，都是谷物酿造酒。因为清朝皇帝对绍兴酒有特殊的爱好。清代时已有所谓“禁烧酒而不禁黄酒”的说法。到了民国时期，黄酒作为谷物酿造酒的统称已基本确定下来。

黄酒的个性

黄酒是中国传统的酒类，也是世界上最古老的酒类之一，源于中国，且唯中国有之，与啤酒、葡萄酒并称“世界三大古酒”。黄酒，顾名思义是黄颜色的酒。所以有人将黄酒这一名称翻译成Yellow Wine。实际上，黄酒的颜色并不总是黄色的，不能光从字面上来理解。黄酒的实质应是谷物酿成的，因可以用“米”代表谷物粮食，故称为“米酒”也是较为恰当的。现在通行用Rice Wine表示黄酒。总的来说，黄酒颜色多褐色、黄色、棕色等。黄酒产地较广，品种很多，著名的有浙江加饭酒等。除糯米黄酒外，还开发了粳米黄酒、籼米黄酒、黑米黄酒、高粱黄酒、荞麦黄酒、薯干黄酒、青稞黄酒等。

性味归经　性大热，有毒，味苦、甘、辛。入脾、大肠经。

功　效　具有行药势、杀百毒、通血脉、养脾气、厚肠胃、润皮肤、御寒气、消忧、畅意等功效。冬天温饮黄酒，有活血祛寒、通经活络、和血养气、暖胃避寒、有效抵御寒冷刺激、预防感冒、消食化积、镇静等作用。黄酒酒精含量适中，味香浓郁，富含氨基酸等呈味物质，人们都喜欢用黄酒作佐料，在烹制荤菜时，特别是羊肉、鲜鱼时加入少许，不仅可以去腥膻，而且还能增加鲜美的风味。

TIPS

· 黄酒是医药上很重要的辅料或“药引子”。中药处方中常用黄酒浸泡、烧煮、蒸炙一些中草药或调制药丸及各种药酒。据统计，有70多种药酒需用黄酒作酒基配制。相比白酒、啤酒，黄酒酒精度适中，是较为理想的药引子。而白酒虽对中药溶渗效果较好，但饮用时刺激较大，不善饮酒者易出现腹泻、瘙痒等现象。啤酒则酒精度太低，不利于中药有效成分的渗出。

营养分析

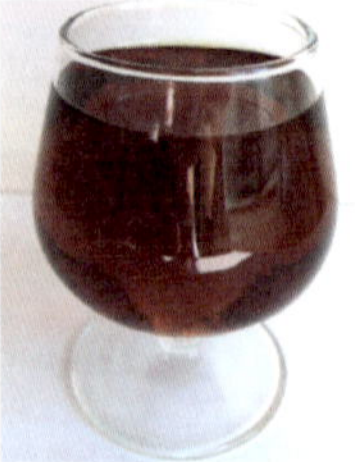

黄酒有“液体蛋糕”之称。其营养价值超过了啤酒和葡萄酒。黄酒的主要成分除乙醇和水外，还含有18种氨基酸，其中有8种是人体必需的。黄酒含有许多易被人体消化的营养物质，如糊精、麦芽糖、葡萄糖、脂类、甘油、高级醇、维生素及有机酸等。这些成分经贮存，最终使黄酒成为营养价值极高的低酒精度饮品。黄酒中还含有降胆固醇生物活性物质，以及功能因数GABA，它具有降血压、镇定神经、减肥及提高肝肾功能等功能。

黄酒中亦含有丰富的蛋白质。而且，黄酒中的蛋白质经过微生物酶降解，极易被人体吸收利用。黄酒是维生素B的良好来源，维生素B_1、维生素B_2、烟酸等都很丰富。黄酒主要以米和小麦为原料，除了含丰富的维生素B，还含有维生素E等。

黄酒中已经检测出的无机盐有18种之多，包括钙、镁、钾、磷等多种常量元素和铁、铜、锌、硒等微量元素。在心血管疾病中，这些微量元素均有防止血压升高和血栓形成的作用。因此，适量饮用黄酒，对心脏有保护作用。

鉴赏品尝

要鉴赏品尝黄酒，首先应观其色泽：须晶莹透明，有光泽感，无混浊或悬浮物，具有极富感染力的琥珀红色。其次将鼻子移近酒盅或酒杯，闻其幽雅、诱人的馥郁芳香。此香是一种深沉特别的脂香和黄酒特有的酒香的混合。若是10年以上陈年的高档黄酒，哪怕不喝，放一杯在案头，便能让人心旷神怡。如此两步前奏，则品尝的欲望陡升。用嘴轻啜一口，搅动整个舌头，徐徐咽下。如此轻啜慢咽，如能适量饮用，便会有飘飘欲仙之感了。

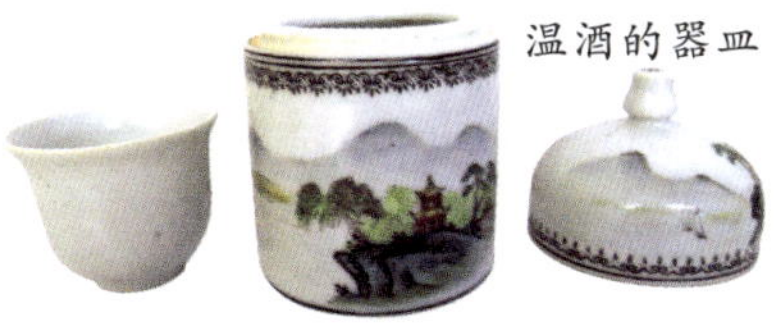
温酒的器皿

使用宜忌

黄酒的最佳品评温度是在38℃左右。因为醛、醚等有机物的沸点较低，一般在20～35℃，在黄酒烫热的过程中，黄酒中含有的极微量对人体健康无益的甲醇、醛、醚类等有机化合物，会随着温度升高而挥发掉，同时，脂类芳香物则随着温度的升高而蒸腾。温饮的显著特点是酒香浓郁，酒味柔和。但加热时间不宜过久，否则酒精挥发掉了，反而淡而无味。

酒疗方

热饮黄酒：能驱风湿、活血化瘀，对腰背疼、手足麻木和震颤、风湿性关节炎及跌打损伤患者有益。例如，将黄酒烧开，打进1只鸡蛋，成蛋花，再加红糖，小熬片刻。具有补中益气、强健筋骨之效。可防治神经衰弱、神思恍惚、抑郁、头昏耳鸣、失眠健忘等症。

温饮黄酒：饮黄酒最好选在晚饭时，传统的饮法是温饮，将盛酒器放入热水中烫热，或隔火加温。具有暖胃驱寒等功效。

黄酒煮桂圆红枣：黄酒与桂圆、红枣同煮，对体质虚衰、元气损伤、贫血、腹泻、妇女月经不调等有疗效。

酒事知多点 传世佳酿惠泉酒

无锡惠泉酒、绍兴加饭酒、丹阳封缸酒和福建沉缸酒并称为“中国古代四大名酒”。其中惠泉酒被誉为“传世佳酿”。无锡惠山多泉水，经唐代陆羽、刘伯刍品评，都以惠山寺石泉水为“天下第二泉”。从北宋开始，用二泉水酿造的糯米酒称为“惠泉酒”，其味清醇，经久不变；在明代，惠泉酒已名闻天下。到清代初期，惠泉酒更成为贡品。曹雪芹因此把它写进了《红楼梦》。

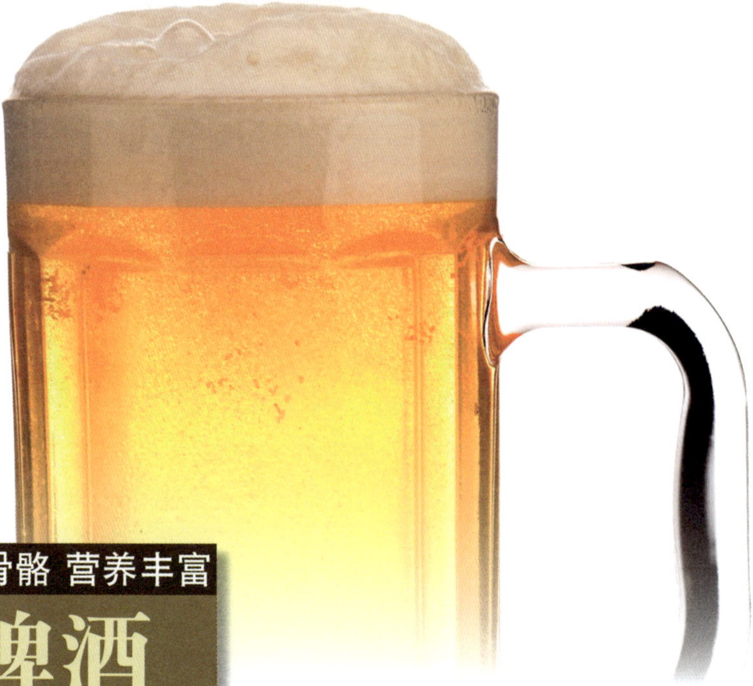

强壮骨骼 营养丰富

啤酒

歌诀

街前巷里闹喧哗，
逝水流光浸麦芽。
挚友狐朋均是客，
升迁败北俱由它。

啤酒是以发芽大麦为主要原料，加酒花，经酵母发酵酿制而成的，含有二氧化碳气、起泡的低酒精度饮料，所以日本人也称啤酒为“麦酒”。啤酒是水和茶之后，世界上消耗量排名第三的饮料。啤酒于20世纪初传入中国，属外来酒种。国际上的啤酒大部分均添加辅助原料。有的国家规定辅助原料的用量总计不超过麦芽用量的50%。在德国，除出口啤酒外，国内销售啤酒一概不使用辅助原料。

“啤酒”的名称是由外文的谐音译过来的，拿啤酒的“啤”字来说，中国过去的字典里是不存在的。后来，有人根据国外对啤酒的称呼，如德国、荷兰称Bier，英国称Beer，法国称Biere等，这些外文都含有“啤”字的音，于是译成中文“啤”字，创造了这个外来语文字，又由于具有一定的酒精，故翻译时用了“啤酒”一词，一直沿用至今。

啤酒的个性

啤酒酒精含量最少（4%），故喝啤酒不但不易醉人伤人，少量饮用反而对身体健康有益处。在色泽方面，大致分为淡色、浓色和黑色三种，不管色泽深浅，均应清亮、透明无浑浊现象；注入杯中时形成泡沫，应洁白、细腻、持久、挂杯；有独特的酒花香味和苦味。淡色啤酒较明显，且酒体爽而不淡，柔和适口，而浓色啤酒苦味较轻，具有浓郁的麦芽香味，酒体较醇厚；含有饱和溶解的 CO_2，有利于啤酒的起泡性，饮用后有一种舒适的刺激感觉。

营养分析

啤酒营养价值高，富含氨基酸、糖分、糊精、无机盐、维生素 B_1、维生素 B_2、维生素 B_6 和叶酸及钙、磷等。1 升啤酒可产生 1778 焦热量，相当于 6 ～ 7 只鸡蛋。啤酒，特别是黑啤酒可使动脉硬化和白内障的发病率降低 50%，并对心脏病有抵抗作用。由于营养丰富，故被世界卫生组织列为营养饮料。经常饮用有消暑解热、帮助消化、开胃健脾、增进食欲等功效。

男性以及年轻女性经常饮用啤酒，可以减少年老时患骨质疏松症的概率。骨质的密度和矽的摄取量有密切关系，而啤酒中含有大量的矽，经常饮用有助于保持人体骨骼强健。适量饮用啤酒对心脏和高血压患者亦有一定疗效。啤酒是夏秋季防暑降温、解渴止汗的清凉饮料。

啤酒具有较高的水含量，可以解渴；同时，啤酒中的有机酸具有清新、提神的作用。一方面可减少过度兴奋和紧张情绪，并能促进肌肉松弛；另一方面，能刺激神经，促进消化。除此之外，啤酒中低含量的钠、酒精、核酸能增加大脑血液的供给，扩张冠状动脉，并通过提供的血液对肾脏的刺激而加快人体的代谢活动。而且，啤酒还有“防病”功能，据美国加州医疗中心的试验表明：适度饮啤酒的人可比禁酒者和酒狂减少发生心脏病、高血压、溃疡病的概率。

啤酒中还一个重要的成分是酒花，又称啤酒花。啤酒花使啤酒具有独特的苦味和香气，并有防腐和澄清麦芽汁的作用。酒花始用于德国，学名为蛇麻，为大麻科葎草属多年生蔓性草本植物，中国人工栽培酒花的历史已有半个世纪。啤酒花含有蛋白质、维生素、挥发油、苦味素、树脂等，具有强心、健胃、利尿、镇痛等医疗效能，对高血压病、心脏病及结核病等均有较好的辅助疗效。

鉴赏品尝

啤酒的品牌很多，酒的颜色和口感也各有特色。喝啤酒需要氛围，例如，2014 年巴西世界杯期间，很多人，特别是年轻的球迷们，都是一边喝着啤酒，一边观看球赛。还有每年的啤酒节，更像是狂欢节，人们以啤酒助兴，载歌载舞，热闹非常。这里，我仅以在爱尔兰（Ireland）品尝吉尼斯 / 健力士黑啤酒（GUINNESS）的一次经历为例，谈一点个人感受。

中国人对于吉尼斯黑啤酒也许不太熟悉，但对于吉尼斯世界纪录，却几乎无人不知。其实，吉尼斯世界纪录正是吉尼斯啤酒公司的一个成功创意。吉尼斯黑啤酒在全世界 50 多个国家都有酿造。St James's Gate Brewery 啤酒厂是爱尔兰首都都柏林（Dublin）最著名的标志性景点之一。都柏林是世界最大的乡村式都市，在这个城市里到处充满文化和音乐的气息。都柏林自 16 世纪以来即为大学城，也是欧洲人口最年轻的城市之一，这里的咖啡馆、商场、酒店、博物馆、音乐厅吸引着众多的年轻人。每当夜色降临，都柏林像白天一样灯火通明，美丽的夜景令人陶醉，众多的酒吧及音乐俱乐部向人们展示其现代都市的繁华、浪漫和都柏林人的热情好客。

吉尼斯啤酒公司在爱尔兰都柏林设有一个“吉尼斯仓库”（Guinness storehouse）游客中心。这实际上是吉尼斯公司的陈列馆，主要用于为慕名而来的游客介绍吉尼斯黑啤酒的发展历史等情况。吉尼斯仓库建在一幢几乎有百年历史的大楼内。2002 年夏天笔者慕名来到了这家赫赫有名的吉尼斯仓库参观。吉尼斯仓库的设计外表传统、内部现代。有 7 层高，风格颇为宏伟。外部是砖墙，里面是现代化的玻璃与钢结构，照明则采用自然采光与人造灯光相结合。吉尼斯仓库的形状有点像一只玻璃杯。这种设计既能给人以厚重的历史感，又给人以现代的视觉享受，凸显了吉尼斯现代与传统的结合。

随着人流，我先爬上一小段狭窄的楼梯，进入像洞穴一样的中厅。门票很特别，是一块“水晶”样精美的纪念品——卢塞特树脂，里面有一滴吉尼斯黑啤酒。凭着这块门票，参观者能进去参观各种展览，并选购里面琳琅满目的礼品。缓缓升到形状像泡泡一样的顶层后，那块水晶就成为喝酒的票。服务员在对水晶进行扫描后，递给我 1 杯冰镇啤酒，并把水晶还给了我作为纪念品。如果 1 杯喝完了，还可以再续。

重力吧（Gravity Bar）是最顶部的一个圆形酒馆。实际上，整个顶层就是一个圆形的酒吧，可以用 360° 的视角来欣赏这座城市的景色，在这里人们能够一览都柏林全城美景。世界各地有很多类似的建筑，例如，中国香港的天际 100（Sky100）、韩国的“首尔塔”、迪拜（Dubai）的哈利法塔，甚至美国纽约的自由女神像上都是这种环行的观景设计。但是，却没有一个像爱尔兰都柏林这样，用登顶喝啤酒的方式，成功地吸引了无数的年轻人和来自世界各地的游客。那是一幅热烈的场面，每个人的手里都举着一杯黑啤酒，说笑着，观赏着。虽然在英国喝吉尼斯是件很简单的事，但身临产地品尝令我非

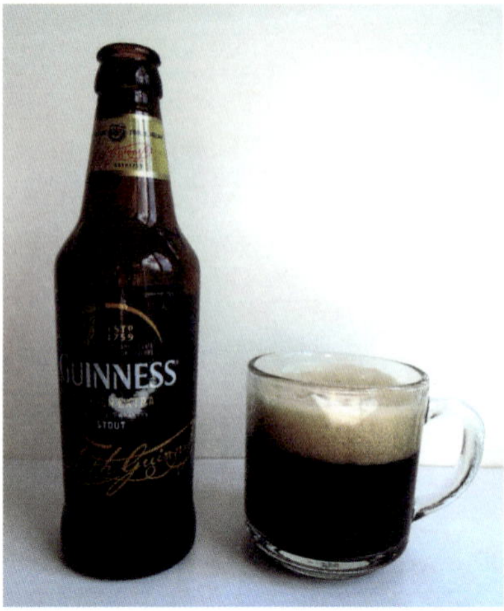

常兴奋。吉尼斯，喝到口里凉爽、痛快，伴随着周围年轻人充满青春活力的说笑声，令人情不自禁地融入其中。

目前，吉尼斯黑啤酒在50多个国家酿造生产，销往150多个国家。“吉尼斯啤酒有益于您的健康”“吉尼斯啤酒强身健体”等标语随处可见。在爱尔兰的城乡随处可见到称为Pub的小酒馆。每当夜色降临，人们便聚集在这类酒馆中，一杯吉尼斯黑啤酒在手，海阔天空地胡侃，什么是世界最大的，什么是世界最快的……精明的啤酒商于是编了一套《吉尼斯世界纪录大全》，既帮人们找到了吹牛的依据，又助了酒兴，好卖出更多的酒。没想到，这本《吉尼斯世界纪录大全》却不胫而走，名声早已远远超出了吉尼斯黑啤酒。

TIPS

- 许多人夏天喜欢喝冰镇啤酒，导致胃肠道温度下降，毛细血管收缩，使消化功能下降。由于啤酒营养丰富、产热量大，所含营养成分大部分能被人体吸收，长期大量饮用会造成体内脂肪堆积，形成“啤酒肚”。
- 对近5万名男性职业人士长达12年的研究显示，饮用啤酒比白酒和葡萄酒更易导致痛风。这项调研报告刊登在英国《柳叶刀》杂志和美国《新英格兰医学杂志》上。报道说，每日饮用2瓶以上啤酒的人得痛风的概率是不喝酒者的2.5倍，而喝白酒的人是不喝者的1.6倍，适当饮用葡萄酒则不会增加痛风的概率。

酒疗方

啤酒鸡翅

原料：鸡中翅8只，啤酒半瓶。生抽、生姜、白糖、盐、胡椒粉各适量。

制法：鸡中翅清洗干净，沥干水分，用少量盐和胡椒粉抓匀，生姜切片；热油锅，放姜片爆香；放鸡翅小火煎；倒进半瓶的啤酒；加入生抽、白糖，大火煮开后转中火煮15分钟，再转大火，打开锅盖，收汁至浓稠即可。

功效：具有温中补脾、益气养血、补肾精、补精添髓等功效。适用于虚劳瘦弱、营养不良、气血不足、面色萎黄、神疲无力者。将鸡中翅与啤酒一同炖煮成菜，使鸡中翅味道更加浓厚，不仅入口鲜香，而且还带有一股啤酒清香。

啤酒鸭

原料：鸭子1只，土豆1个，水发香菇6个，啤酒1瓶，八角、桂皮各1个，姜3片，老姜1小块拍碎，蒜瓣2个，青葱1把，葱白切段，葱叶切末，酱油适量。

制法：鸭子剁块，洗净。马铃薯、香菇切块，备用。锅中加冷水，加拍碎的老姜，大火煮开将鸭块倒出沥水，挑出老姜，洗净锅。油锅烧热，放入蒜瓣、葱白段、八角、桂皮、姜片煸炒，倒入鸭块，加少许酱油翻炒。倒入整瓶啤酒，大火煮开。小火慢炖至汤剩一半时加马铃薯、香菇，换大火煮沸，再调回小火。3分钟后换大火，加入适当酱油翻炒，收汁。装碟后撒葱末。

功效：具有健脾补虚、滋阴养胃等功效。鸭肉所含维生素B和维生素E较多，能有效抵抗脚气病、神经炎和多种炎症。将鸭肉与啤酒一同炖煮成菜，使鸭肉味道更加浓厚，不仅入口鲜香，而且还带有一股啤酒清香。

使用宜忌

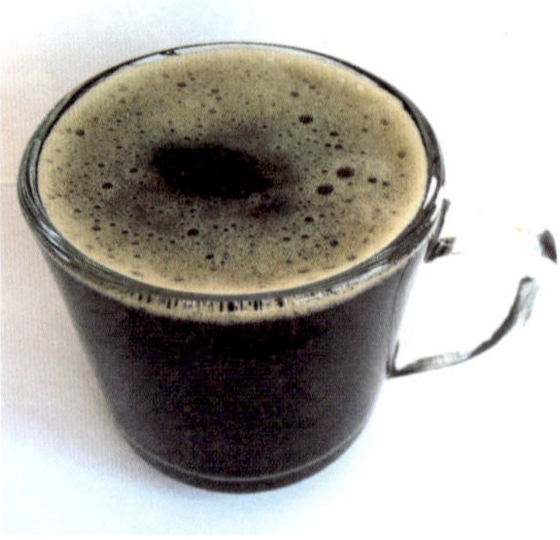

啤酒尤其对患有高血压、心脏病、消化不良、贫血、失眠和神经衰弱等病症者更为适宜。鲜啤酒中所含的鲜酵母可以促进胃液分泌，增进食欲，促进消化，对于胃肠功能紊乱的患者，采用“啤酒疗法”，也许会有意想不到的效果。

消化道疾病患者，如患有胃炎、胃溃疡、结肠炎的患者；肝脏病患者，有急慢性肝病的人，其肝脏功能不健全，就不能及时发挥其解毒等功能，而且酒精会直接损伤肝细胞；心脑血管疾病患者和孕妇也不宜喝啤酒。有些人对酒精过敏，一喝啤酒就会出现过敏性皮疹，这类人慎喝。此外，婴幼儿、老年人、体弱者和一些脾胃虚寒患者也不宜饮用啤酒。

酒事知多点

啤酒的流传

公元前 2225 年，啤酒在古巴比伦人中得到了普及，他们用啤酒来招待客人。那时候古埃及人和古巴比伦人注意到了啤酒的药用价值，纷纷用啤酒制作药物。希腊人也非常热爱喝啤酒，他们从埃及人那里学会了酿制啤酒的方法。公元 4 世纪时，啤酒传遍了整个北欧。1900 年，俄罗斯技师首次在中国哈尔滨建立了啤酒作坊，中国人开始喝上了啤酒。1903 年，英国人和德国人又在中国建了英德啤酒厂，就是青岛啤酒厂的前身。

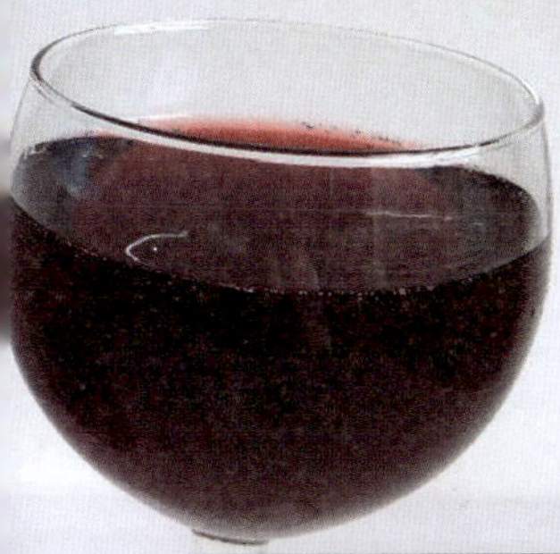

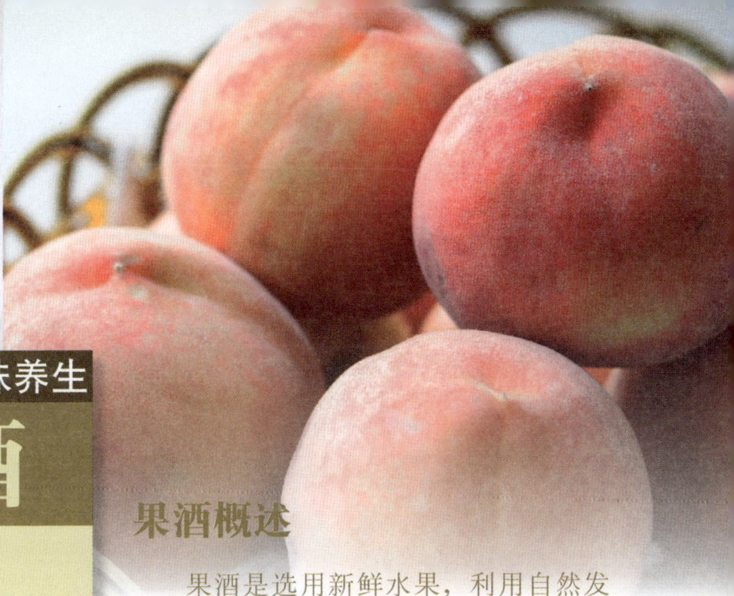

健康时尚 美味养生

果酒

歌诀

桑红浸酒醉莓蓝，
似水流光梦影环。
夏夜不眠因妙醴，
秋风碎果写姻缘。

果酒概述

果酒是选用新鲜水果，利用自然发酵或人工添加酵母菌来分解糖分而制出的具有保健、营养型酒。自然发酵的原理是利用新鲜水果本身的糖分发酵而成酒，因其方法简单，又含有水果的风味，故深受大众喜爱。

平日，家庭可自酿一些果酒，如李子酒，蓝莓酒等。因为这些水果表皮会有一些野生的酵母，加上一些蔗糖，因此不需要额外添加酵母也能有一些发酵作用，但传统做酒的方法往往因需要较长的时间而容易被污染。所以，现代人更多采用人工添加活性酵母，快速酿造果酒的方法。

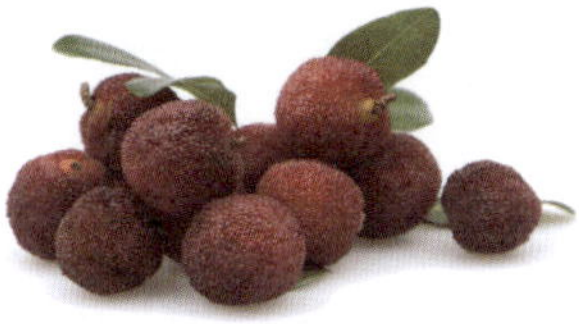

适合酿造果酒的水果有很多，主要以葡萄、青梅、橘子、蓝莓、桑葚、樱桃、桃子、杨梅、柿子、猕猴桃、柚子、草莓、红枣、苹果等较为常用。选取酿造果酒的水果时，要特别注意其成熟的程度，以自然长至全熟透、果汁糖分含量高，且无霉烂变质、无病虫害者为佳。

按酿造方法和产品特点不同，果酒分为四类：发酵果酒（根据发酵程度不同，又分为全发酵果酒与半发酵果酒）、蒸馏果酒、配制果酒（即由果汁经酒精浸泡后取露，再加入糖和其他配料，经调配色、香、味而制成）、起泡果酒（酒中含有二氧化碳的果酒，如小香槟、汽酒等）。

果酒的个性

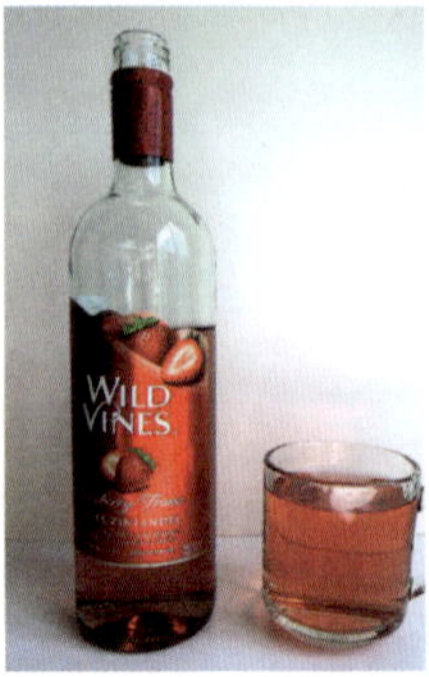

果酒虽然是一种非常古老、原始的酒。但是，现代人却将品饮果酒演绎为一种充满浪漫色彩和新潮的生活方式。随着日新月异的现代化推进，果酒也在不知不觉中改变着我们的生活。

果酒应具有原果实的真实色泽，就是果实本身特有的色素，例如，苹果酒应该为黄中带绿；草莓酒以粉红色为佳。酒液应清亮透明，具有光泽，无悬浮物、沉淀物和混浊现象，给人一种清澈感。果酒还应具有原果实特有的香气，而且一般都是果香与酒香混为一体。果酒酸甜适口，醇厚纯净，甜型酒要甜而不腻，干型酒要干而不涩。果酒以其独特的风味及色泽，已经成为年轻一代新的消费时尚。

营养分析

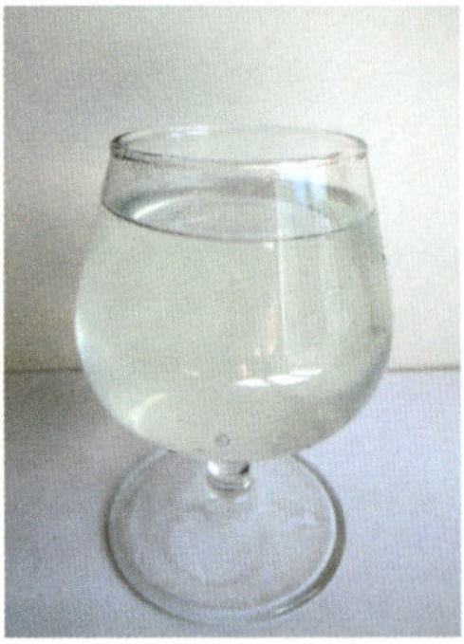

果酒里含有大量的多酚，可以起到抑制脂肪在人体中堆积的作用，使人不容易积累脂肪和产生赘肉。此外，与其他酒类相比，果酒对于护理心脏、调节女性情绪的作用更明显一些。果酒含有人体所需多种氨基酸和维生素 B_1、维生素 B_2、维生素 C 及铁、钾、镁、锌等矿物元素。果酒中虽然含有酒精，但含量与白酒和葡萄酒比起来非常低，一般为 5~10 度，适当饮用果酒对健康是有益的。有时候即使生吃水果也不能吸收的营养，通过果酒却可以吸收，因为营养成分已经溶解在酒里了。

以苹果酒为例，它是精选优质苹果为原料发酵酿造而成，保存了苹果的营养和保健功效，含有多种维生素、微量元素以及人体必需的氨基酸和有机酸，常饮苹果酒有促进消化、舒筋活血、美容健体的功效。

鉴赏品尝

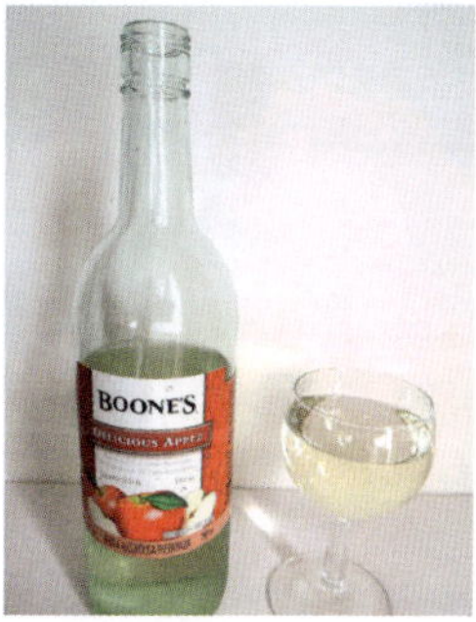

香港很少有人问津度数较高的白酒，但对果酒，许多人却情有独钟。特别是年轻人，他们开始越来越多地注重营养，关注个人和家人的健康；他们顺应潮流，追逐时尚，尽量体验各种有益健康的生活方式。

一般来说，果酒夏天要喝冰镇的，冬天则要喝温热的。品酒的场所最好选在采光良好、空气清新、气温凉爽的房间。另外，还需要具备白色的背景，最好采用白色的桌巾和餐巾，以便衬在酒杯的后面，观察酒色。理想的品酒时间是在饭前，品酒之前最好避免喝咖啡、吃巧克力或抽烟。

使用宜忌

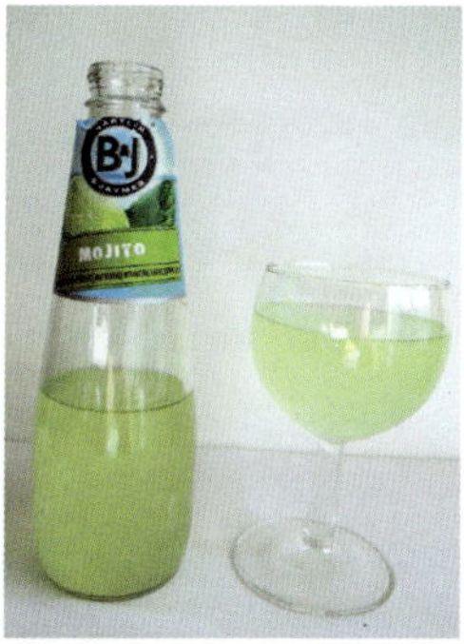

饮用果酒时不宜空腹，更不要搭配其他酒同饮。最好的做法是搭配一些苏打饼干或蔬菜沙拉，一方面符合果酒的口感，另一方面，此类点心和蔬菜中的纤维可以保护胃黏膜免受刺激，减缓酒精的吸收速度。还可起到缓解压力、稳定情绪的作用。

TIPS

· 在不同的季节，酿造不同果酒，感受自酿果酒的喜悦，品尝酒液芳香的风情实乃怡情养生、舒缓压力的好方法。可以根据水果成熟的季节，在家里少量酿造一些不同的果酒：

· **春季**：草莓酒、青梅酒、水蜜桃酒、杨梅酒、桑葚酒等。	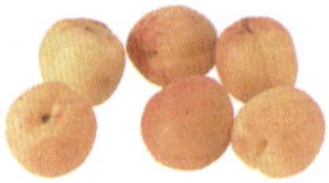 水蜜桃	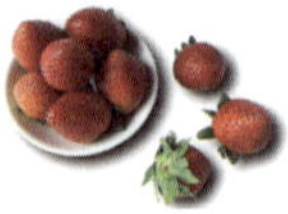 草莓
· **夏季**：樱桃酒、荔枝酒、李子酒、水蜜桃酒、葡萄酒等。	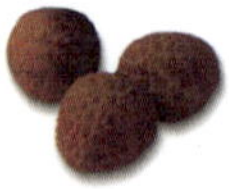 荔枝	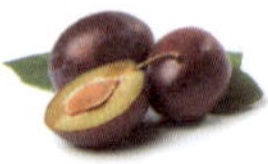 李子
· **秋季**：石榴酒、鸭梨酒、柚子酒、柿子酒、苹果酒、枸杞酒等。	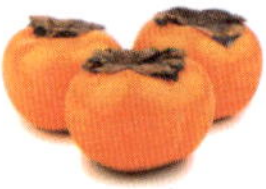 柿子	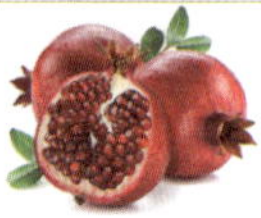 石榴
· **冬季**：猕猴桃酒、橘子酒、金橘酒、枣酒等。	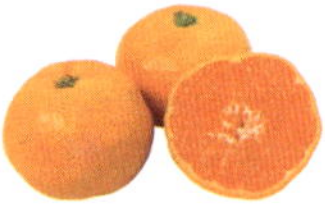 橘子	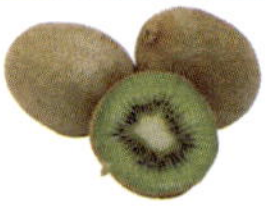 猕猴桃

酒事知多点 枣酒历史悠久

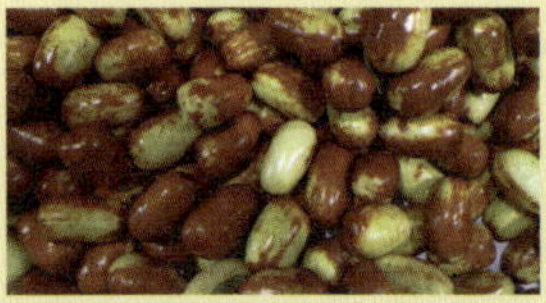

相传2000多年前，秦始皇吞并六国后为了王朝的长治久安和自己长生不老，就派方士徐福出海寻找长生不老的仙药。因当时连年战乱，人民长期居无定所，体质虚弱，而出海之人又要求身强体壮、能抵抗各种疾病的童男、童女，一时便无法找到。徐福便周游各地，当他途经旧齐国之地饶安邑（今盐山千童镇），见这里的人个个身强力壮，百病不生。原来饶安邑产红枣，齐人多食枣和饮枣酒。徐福便在此征集3000童男、童女，命人建造酒坊，酿制枣酒，以御寒驱湿。浩浩荡荡的船队入海东渡，到了现今的日本，造酒技术从此广为流传。

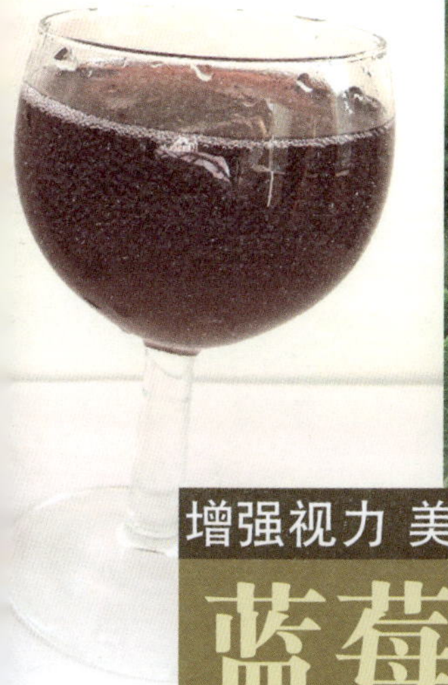

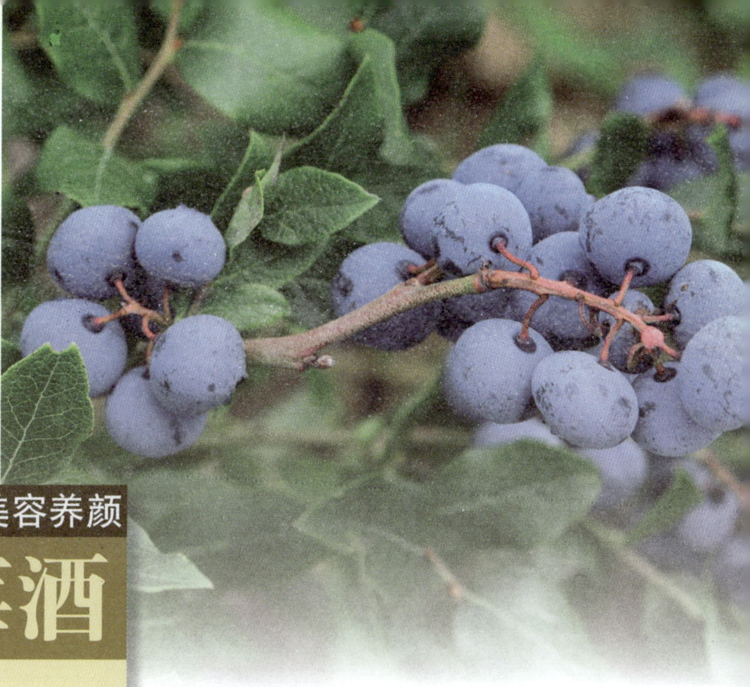

增强视力 美容养颜

蓝莓酒

歌诀

海色朱浆百果娇，
千般妩媚竞妖娆。
都缘明目天生贵，
更有花青蕴自豪。

常见果酒

蓝莓的名称来源于英文blueberry，意为蓝色的浆果。野生蓝莓生长于海拔 700 ～ 2100 米的原始生态环境中，中国长白山区是世界著名的野生蓝莓产区。

蓝莓的个性

水果的颜色多为红、黄，但蓝莓却以冷静的蓝色素面朝天，表皮还披着一层白色的果粉。蓝莓果实不仅颜色特别，极具吸引力，而且果肉细腻，种子极小，可食率为 100%，甜酸适口，且具有香爽宜人的气味，风味独特，是水果中的新贵。为什么蓝莓在水果中尽享尊位？因其稀少，因其特效，因其娇小，因其味道。蓝莓既可鲜食，又可加工成老少皆宜的很多种食品，深受消费者喜爱，被联合国粮农组织列为人类五大健康食品之一，有“21 世纪功能性保健浆果”之誉。

营养分析

根据 14 个品种的蓝莓果实分析测定，每 100 克蓝莓鲜果中花青素含量高 163 毫克，蛋白质 40 ～ 700 毫克、脂肪 500 ～ 600 毫克、碳水化合物 12.3 ～ 15.3 毫克。此外，还含有丰富的维生素和矿物质，例如，维生素 A、维生素 E、SOD、钙、磷、镁、锌、铁等。

蓝莓的保健功效主要有：启动视网膜酶，增强视力、消除眼疲劳，防治夜盲症；抑制肾上腺素和三磷腺苷引起的血小板凝固，可预防血栓和动脉粥样硬化；降低胆固醇、降血脂；滋润皮肤，美容养颜；清除自由基、抗氧化、增强人体免疫力；延缓脑神经衰老、提高记忆力，预防老年痴呆症；消除体内炎症，尤其对尿路感染、慢性肾炎的作用最为显著；预防癌症、抗癌以及调节血糖等。由于蓝莓对保护和增强视力有比较突出的效果，英、美空军指定其作为飞行员的早餐食品。

鉴赏品尝

蓝莓酒虽然原汁颜色深红，但经过酿造贮存后多呈现为标准的宝石红色，而且贮存年份越久，其颜色越接近琥珀色。口感柔和、甘醇，无明显的涩感，却有浓郁的蓝莓果香，是果酒中的极品。

使用宜忌

蓝莓果酒因其酸甜美味，很受女性青睐，但要根据个人对酒精的耐受力，不宜过量，否则会导致食欲下降，影响胃肠消化功能，而且在经期前和经期中，也最好不要饮。

TIPS

野生蓝莓酒主要有：

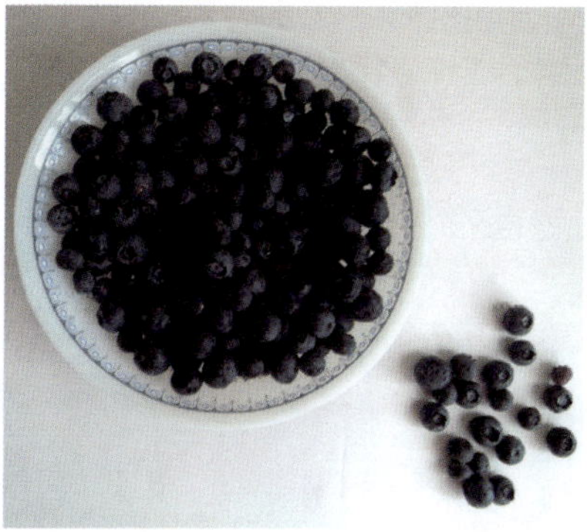

- **蓝莓原汁酒**：以蓝莓原果汁发酵而成，果香馥郁，酒色艳丽，具有独特风味。
- **蓝莓干红酒**：以蓝莓果汁完全发酵而成，含糖量极低，更多表现出蓝莓的原始果香。
- **蓝莓醇香酒**：以蓝莓原酒及果汁调制而成，酒色艳丽，酒度低，尤其适合女性及时尚人群饮用。
- **蓝莓冰酒**：采摘野生自然冰冻蓝莓为原料精制而成，酒体丰满，口感甜润，果香浓郁，是蓝莓酒中的精品。

酒事知多点

蓝莓酒比蓝莓汁的营养更丰富

蓝莓酒一般采用天然野生的蓝莓，经多道工序酿造而成。蓝莓果通过发酵成酒后，不仅营养物质无损失，还激发了其有效成分的活性，使得花青素、硒、氨基酸、维生素、钙、磷、铁、锌等多种营养素更丰富，且更有利于人体的吸收，口感也比普通蓝莓果、蓝莓汁更有吸引力，被称为“液体黄金”、“口服化妆品”。其中花青素的含量更是高达苹果的50倍、葡萄的30倍，再加上蓝莓果胶与生俱来的超强抗氧化能力，在欧洲，蓝莓酒被誉为“给人类寿命带来第三次飞跃的神奇产物”。

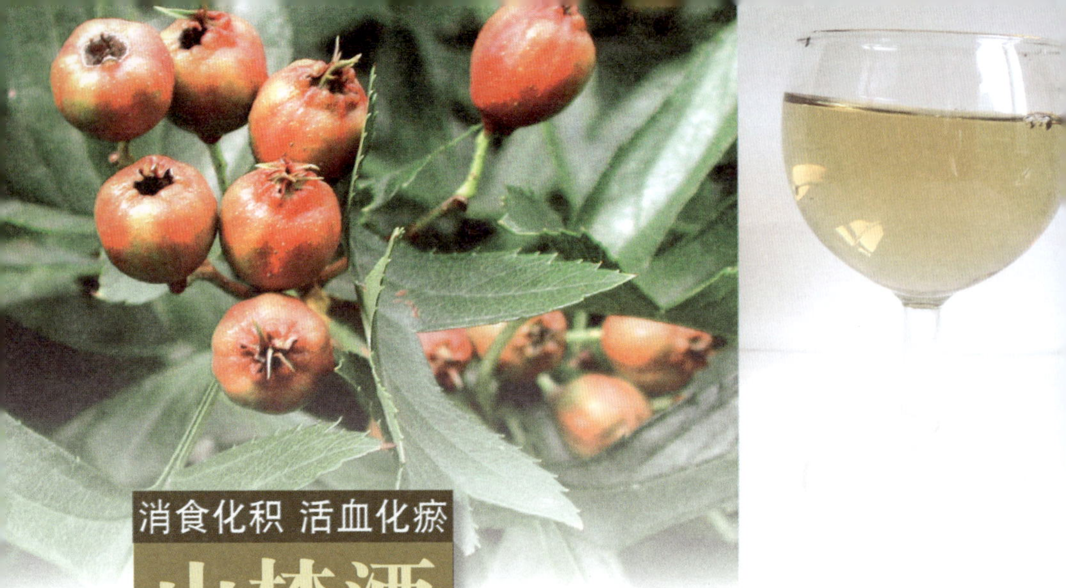

消食化积 活血化瘀

山楂酒

歌诀

佳果酸甘酒艳红，

经归肝脾性温通。

消积止泻医心脑。

活血消瘀效力雄。

山楂是蔷薇科落叶灌木或小乔木植物山楂或野山楂的果实。又名山里红果（《百一选方》）、映山红果（《救荒本草》）等，中国南北方均有出产。南山楂果实较小，味酸涩，多原粒入药；北山楂果实较大，味酸甜，供食用与药用。将山楂洗净，去核，捣碎，放入大口瓶中，加白糖拌匀，加盖，放置温处。经常振摇，经 1 ～ 2 个月，发酵而成，以纱布绞榨，去渣过滤，即成山楂酒。

山楂的个性

山楂被人们称为“山里红”，因为当秋天收获的季节，成熟的山楂可以把山都装点成红艳艳的。中医用山楂治病，不但历史悠久，而且经验丰富。唐代以前山楂的药用还不广泛，而是“自丹溪朱氏始著山楂之功，而后遂为要药”。李时珍说：“红果，酸、甘、微温。”它可以醒脾气，消肉食，破瘀血，散结，消胀，解酒，化痰，除痞积，止泻痢。

性味归经 味酸、甘，性微温。归脾、胃、肝经。

功　效 消食积，散瘀血，特别对消油腻、化肉积有良好效果。并具有降血脂、降血压、强心、抗心律不齐、止泻、收敛、调经活血等功效。《医学衷中参西录》认为：“山楂，若以甘药佐之，化瘀血而不伤新血，开郁气而不伤正气，其性尤和平也。”

适应证 食欲不振、消化不良、食滞肉积、胸腹胀满等症。中医认为“无积不成痢”，故也适用于食积腹泻。对胸膈胀满、疝气、血瘀、闭经等症有很好的疗效。

营养分析

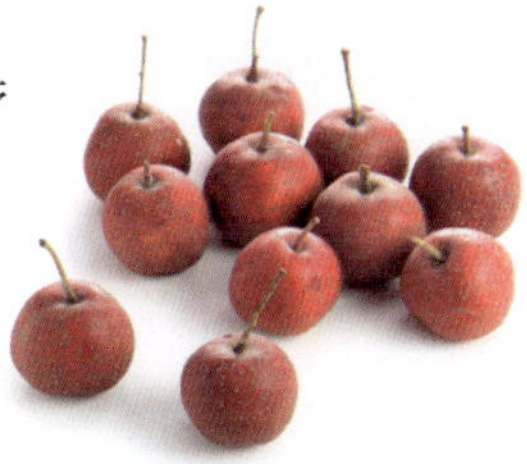

山楂的主要成分是黄酮类物质，对心血管系统有明显的药理作用。目前，从山楂中分离的黄酮成分有 30 余种，主要有含碳键的黄酮苷类、黄酮醇及其苷类、双氧黄酮苷类、聚合黄酮类。另一类较为重要的成分是三萜类物质，有强心、增加冠脉血流、改善血液循环等重要作用。此外，山楂含糖类、蛋白质、脂肪、维生素 C、胡萝卜素、淀粉、苹果酸、枸橼酸、钙和铁等物质。

山楂除了扩张冠脉外，对其他部位的血管也有扩张作用，从而产生降压作用。山楂对家兔实验性动脉粥样硬化有治疗作用，可使血脂降低，眼球上脂质斑块沉着明显减轻，主动脉斑块面积减少，有利于预防动脉粥样硬化。山楂水煎液和醇提取物对肠道痢疾杆菌有较强的抗菌作用。山楂提取物对癌细胞体内生长、增殖和浸润转移均有一定的抑制作用。

TIPS

- 煮山楂不可用铁锅，因果酸溶解铁锅中的铁后，能生成低铁化合物，有害健康。
- 煮肉炖鸡时加些山楂，还可使肉更易烂。

鉴赏品尝

山楂果酒也称红果酒。山楂酒承载了山楂的艳红和酸甜的特质。山楂果酒沁润细腻、幽雅浓郁、晶莹剔透、保留天然果香，略有微涩，是优质的饮料酒。山楂温通活血的功效与酒的功效可谓天作之合。因山楂具有软化血管，扩张冠状动脉，增加冠脉血流量，改善心脏活力，降低血脂、降低血压和强心、抗心律不齐、兴奋中枢神经系统等作用。近年来，山楂酒被广泛地用于预防心血管方面的疾病。

山楂非常酸的特点，往往使人望而生畏。特别是牙齿敏感的人，更不敢尝试生吃山楂。为了缓和山楂的酸味，智慧的中国人将山楂开发出了很多食品，如山楂糕、山楂片、山楂条、丁香山楂、山楂晶、山楂汁、山楂罐头、山楂糖堆等，特别是带有美丽红颜色的山楂汁，令人垂涎欲滴。至于北京有名的“冰糖葫芦”，就更受人欢迎了。此外，山楂还可做成山楂汤或做元宵馅，都很好吃。总之，山楂既可做成美味食品，又有保健功效，还可以给生活增添情趣，实为人间佳果。

中医认为，山楂可消油腻、化肉积。在京、津一些名菜馆，宴席结束前会送上一碟山楂糕或一碗山楂汤，其寓意就在于此。山楂所以有这样的作用，是因为山楂含有丰富的酸类物质和维生素C，它们具有促进胃液和胆汁分泌，增加胃内酵素的作用，可促进脂肪、蛋白质的分解消化。

使用宜忌

凡脾虚胃弱无积滞、气虚便溏者慎用。

体虚而兼有食滞者，山楂应与党参、白术等同用。

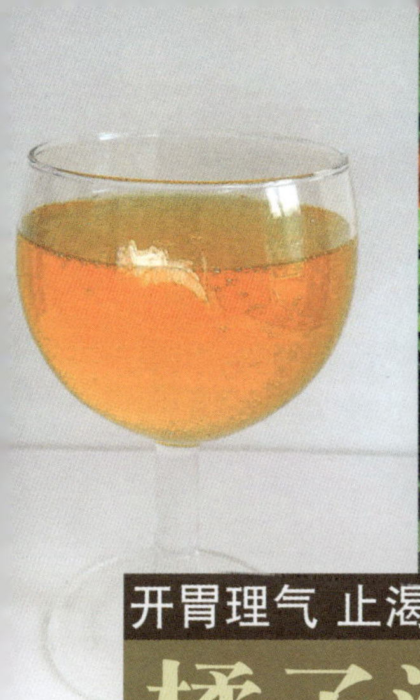

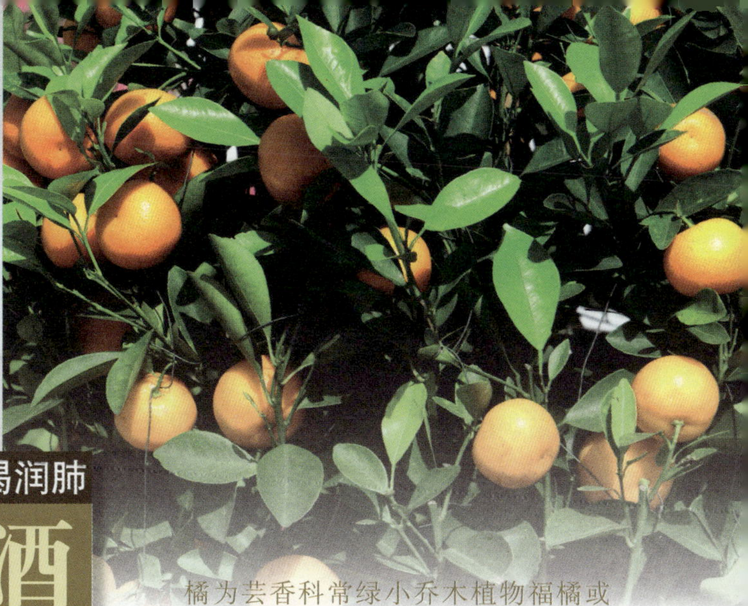

开胃理气 止渴润肺

橘子酒

歌诀

橙灿橘香性味凉，
经归肺胃气芬芳。
甘酸润燥生津液，
理气和中益胃肠。

橘为芸香科常绿小乔木植物福橘或朱橘等多种橘类的成熟果实。又名黄橘（《本草图经》）。主产于安徽、广东、福建、四川、浙江、江西、湖北、湖南等地。俗称橘子。橘子皮薄肉多，汁水酸甜可口，剥开橘子，橘子水就可溢出。橘子常与柑子一起被统称为柑橘，颜色鲜艳，酸甜可口，一般呈橘黄色，也有青色或其他颜色。

橘子的个性

性味归经　味甘、酸，性凉。入肺、胃经。

功　效　开胃理气，止渴润肺，止痛散结。

适应证　胸膈结气、呕逆、消渴等病症。临床还用于因肝经气滞而伴有乳房胀痛或出现乳腺小叶增生的女性患者。《日用本草》曰：“止渴，润燥，生津。”《医林纂要》曰：“除烦，醒酒。”鲜橘用蜜糖渍制成橘饼，可以宽中、下气、化痰、止咳。适用于食滞、气膈、咳嗽、泻痢等病症。民间有治疗坏血病的经验方：经常食橘，日3枚。还有用于胸膈结气，胸中烦热者：多食橘。

营养分析

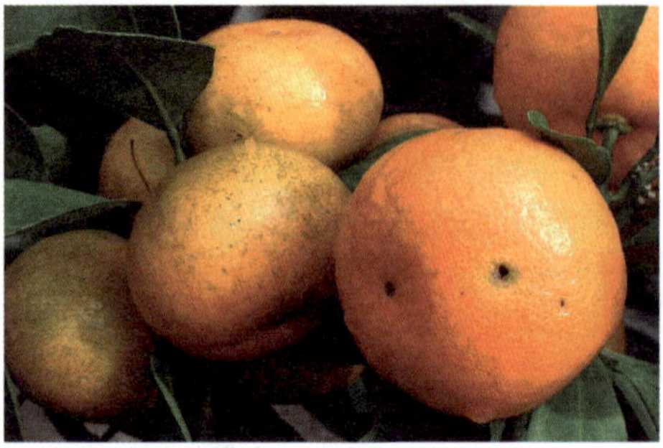

因为橘子的品种很多，营养成分也略有不同。但其中一个很重要的成分是橘皮苷，果皮中含量较多。橘皮苷可以加强毛细血管的韧性、降血压、扩张心脏的冠状动脉。

果汁中含苹果酸、柠檬酸、葡萄糖、果糖、蔗糖。橘子维生素 C 的含量十分丰富，一个橘子就几乎满足人体一天中所需的维生素 C。维生素 C 和柠檬酸具有美容和消除疲劳的作用。

此外，橘子中含 170 余种植物化合物和 60 余种黄酮类化合物，其中的大多数物质均是天然抗氧化剂。

美国佛罗里达大学研究人员证实，食用柑橘可以降低沉积在动脉血管中的胆固醇，有助于使动脉粥样硬化发生逆转。有研究表明，常吃橘子的人患冠心病、高血压、糖尿病、痛风的比率比较低。如果把橘子内侧的薄皮一起吃下去，除维生素 C 外，还可摄取膳食纤维——果胶，它可以促进通便，并且可以降低胆固醇。

鉴赏品尝

橘子中的营养成分完全溶解在果酒中，营养丰富。同时，橘子果酒富含大量的多酚，可以起到抑制脂肪在人体中堆积的作用，是现代人餐桌上的新宠。橘子果酒不仅营养丰富，而且色泽鲜黄，香气浓烈，甜酸适度，令人闻则思念，望则垂涎，食则甘美。具有生津止渴、润肺和补肝安神等功效。

使用宜忌

风寒咳嗽及有痰者不宜饮。

近年来，橘子摘下后大多用保鲜剂浸泡后再上市。浸泡过的橘子对果肉没有影响，但橘子皮上残留的保鲜剂却难以用清水洗掉。做橘子果酒时要留意这个问题。

TIPS

- 橘皮、橘核、橘络、橘叶和青皮等均具有药用价值。
- 青皮为橘子的幼果或未成熟果实的果皮。产地同橘皮。生用或醋炙用。味苦辛，性温。归肝、胆、胃经。具有疏肝理气、消积化滞等功效。适用于肝气郁滞和食积腹痛等病症。

酒事知多点

橘的流传

中国柑橘栽培历史悠久，在长沙马王堆古汉墓中还发现了柑橘的种子。司马迁的《史记》记有“橘柚之园”及“江陵千树橘”。《博物志》也记有：“橘柚类甚多”等。屈原在《橘颂》里赞颂了橘的品格与美德。苏东坡在《赠刘景文》中提到：“一年好景君须记，正是橙黄橘绿时。”

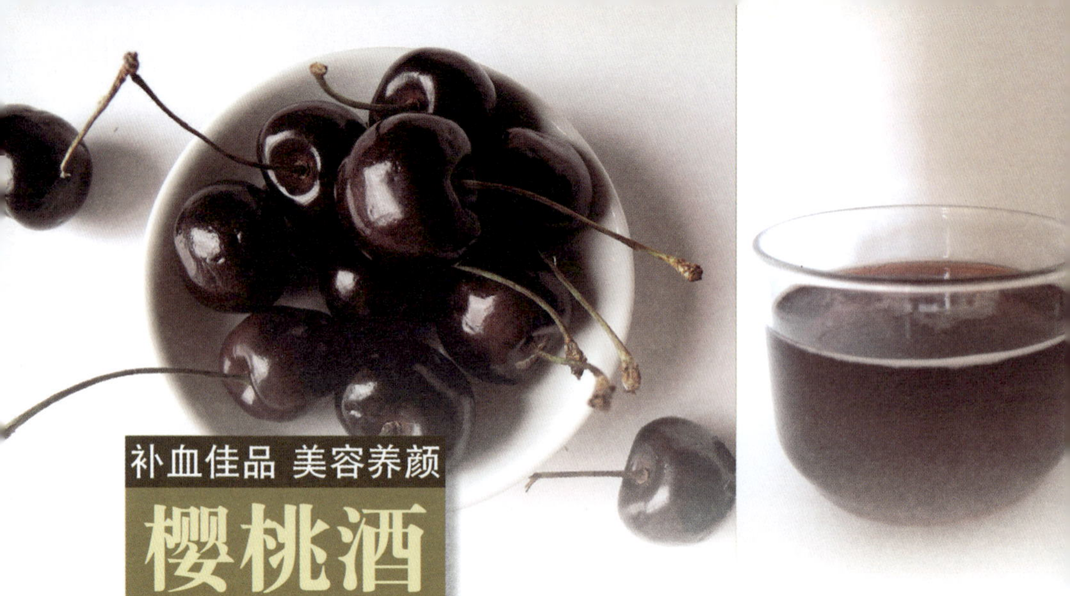

补血佳品 美容养颜

樱桃酒

歌诀

樱桃补血果中珍，
止渴生津性略温。
滋养美颜益脾胃，
补肝益气浅酌斟。

樱桃是蔷薇科植物樱桃的果实。又名含桃（《礼记》）、朱樱（《蜀都赋》）、朱果（《品汇精要》）等。樱桃呈球形或卵圆形，果皮多为鲜红或紫红色，有果核，果肉甜中带酸。由于它形态娇小、高雅别致，又色泽艳丽，故有“果中珍珠”的美誉，被视为名贵水果之一。香港人普遍称之为“车厘子”，乃英文 cherry 的音译。樱桃国内外皆有出产，在中国有悠久的食用历史，现在多个省份都有种植。

樱桃的个性

性味归经 味酸甘、性温、涩而无毒。入肝、胃、肾经。

功　效 具有止渴生津、养脾醒胃、补血益气、滋肝养肾、涩精止泻、祛风除湿、透疹、滋润皮肤、美颜等功效。

适应证 病后体弱所见的气血不足、脾气虚弱所致的面色无华、乏力，四肢不仁、关节不利、风湿腰腿疼痛、瘫痪、疹发不出等症。《常用中草药手册》记载：“清血热，补血补肾，预防喉症。”

营养分析

每 100 克新鲜樱桃含铁量高达 6 毫克，比同量的苹果、橙和梨高 20 倍以上，为百果之冠。故樱桃有助治疗和预防缺铁性贫血，是补血、增强体质的天然佳品。此外，所含的胡萝卜素也比苹果、橙和葡萄多 4 ～ 5 倍，还有丰富的维生素 B 和维生素 C。无怪乎《滇南本草》指它“治一切虚症，能大补元气，滋润皮肤”。《名医别录》则说它“主调中，益脾气，令人好颜色，美志”。

近年国外有对樱桃的研究，除佐证中医所说，它有改善关节不利、风湿腰腿疼痛等效用外，还认为它可改善睡眠、防止癌症和心脏病等。这些研究发现，樱桃含有花青素（anthocyanins），能消炎镇痛，可缓解关节炎、痛风症等引起的疼痛。而且，花青素还是一种抗氧化剂。另外，又发现樱桃含丰富的褪黑激素（melatonin），具强力的抗氧化功能，对改善睡眠、延缓衰老有重要作用。国外研究人员也在樱桃找到一些能防止细胞癌变，减低多种癌症发生率的物质。而樱桃所含的维生素 E 和花青素，也被认为有保护血管、防止心脏病发生的功效。

鉴赏品尝

樱桃除作鲜果食用外，亦可加工制成罐头、果酱、果酒等。体质虚弱，皮肤粗糙以及卒中后遗症者，均可饮服樱桃酒，有保健治疗作用。

那一簇簇繁花似云的樱花，在春天不但供人欣赏，而且果实“先百果而熟，故古人多贵之”。又因黄莺喜欢啄食这种果子，又叫莺桃。李时珍在《本草纲目》中说它圆如璎珠，璎和樱同音，后人就叫樱桃了。由于樱桃颜色红艳，体态娇小，古人常形容美女的嘴为“樱桃小口”。

樱桃有不同的品种，熟时深红色的叫朱樱；颜色发紫，皮里有细黄点的，叫紫樱；其色黄而发亮的，叫蜡樱；小而红的叫樱珠；大如弹丸，核小肉厚，其甜如蜜，叫崖蜜。其中以紫樱为好，个大肉甜，色鲜浆多，闻名全国。

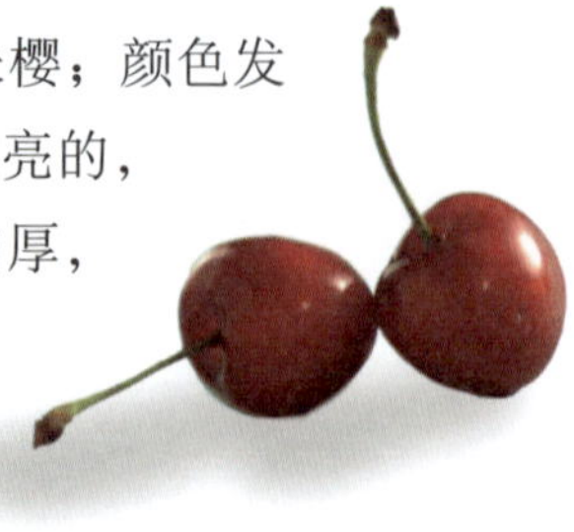

使用宜忌

樱桃多食，可发虚热，因其性属火。儿童、燥热和阴虚火旺的人不宜一次食太多。宋代寇宗奭提出："此果三月末、四月初熟，得正阳之气，先诸果熟，故性热也。"

TIPS

- **贫血**：鲜樱桃1000克加水煮烂，捞去果核，加白糖500克拌匀，装入瓷罐成樱桃膏。每服1匙，每日2次。功效补血养颜(《药酒与膏滋》)。
- **久患痹证、肝肾虚弱、腰膝酸软**：鲜樱桃250克放入1000毫升白酒中浸泡1～2天成樱桃酒，每次服半杯。功效补肝肾、强筋骨、通血脉（《滇南本草》）。
- **润泽皮肤、去皱美容**：鲜樱桃250克绞汁，饮服一半，另一半于临睡前涂面，日日用之（《家常食物巧治病》）。

酒事知多点

樱桃不宜一次食太多

明代李时珍在《本草纲目》中记载了张子和于《儒门事亲》中一个事例：舞水有一富翁，家有二子，喜食樱桃，每日都吃500～1000克。连食15天后，大儿子得了肺痿，二儿子得了肺痈，不久相继而死。李时珍为此评论说："百果之佳，所以养人，非欲害人。富贵之家，纵其嗜欲，取死是何？"言中之意：再好的食物，吃得过多，都会适得其反。

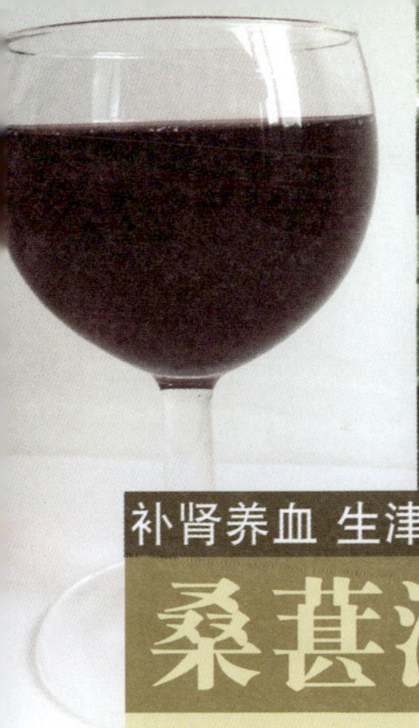

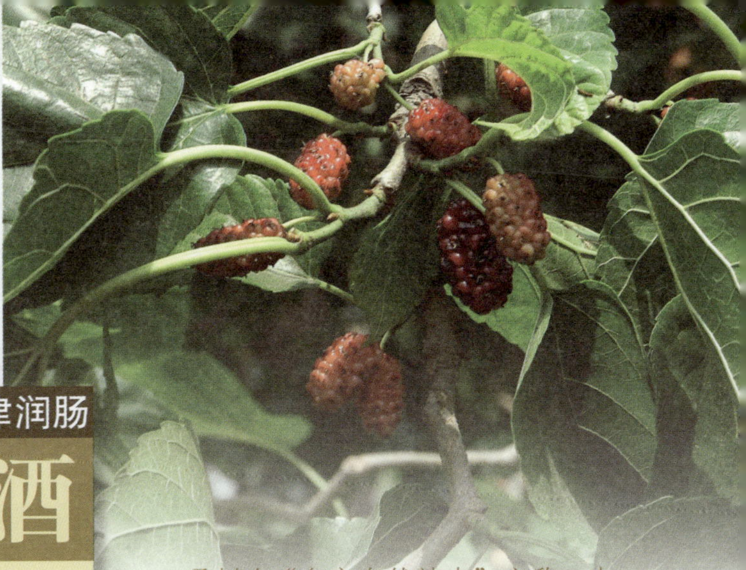

补肾养血 生津润肠

桑葚酒

歌诀

桑汁补肾性偏寒，
养血熄风酒味甘。
润燥生津聪耳目，
醇香醪醴助安眠。

桑树有“东方自然神木”之称，中国自古即有栽培，历来有“农桑”的提法。桑葚为桑科植物桑的果穗。又名桑果（《江苏植物志》），桑实（《说文》），桑枣（《生草药性备要》），黑葚（《本草蒙筌》），桑葚子（《本草再新》），文武实（《素问病机保命集》）等。桑葚是一种球形或椭圆形小浆果，看去像似由无数肉粒所构成，一般有黑紫色和白色两种，熟时饱含汁液，味酸甜，有清香。桑葚嫩时为青白色，初熟时呈浅红色，成熟后变为紫黑色，可鲜食。味甜并略带酸。入药多于变红时采收晒干，或略蒸后晒干用。

桑葚的个性

桑葚是良好的中药。入药以黑桑葚为好，生用或熬膏均可。《本草经疏》说：“桑葚者，桑之精华所结也，其味甘，其气寒，其色初丹后紫，味厚于气，合而论之，甘寒益血而除热，其为凉血、补血、益阴之药无疑矣。”《随息居饮食谱》说：桑葚“滋肝肾、充血液，止消渴、利关节，解酒毒、去风湿，聪耳明目，安魂镇魄。”民间常用桑葚治疗贫血、心脏病、风湿性关节炎、失眠、神经衰弱、津液缺乏和大便燥结、支气管炎等病症。中成药制有“桑葚蜜”“桑葚膏”，用于治疗神经衰弱、失眠和肝肾不足引起的头晕眼花、头发早白及贫血、便秘等症。《本草拾遗》载：“利五脏关节，通血气，捣末，蜜和为丸。”《滇南本草》载：“益肾脏而固精，久服黑发明目。”

性味归经　味甘性寒。归肝、肾经。

功　效　具有补益肝肾、滋阴养血、生津润肠、熄风退热等功效。

适应证　肝肾阴血亏虚所致的头晕耳鸣，腰膝酸软，目暗昏花，须发早白，失眠，遗精等；亦可用于津伤口渴、肠燥便秘等症。

营养分析

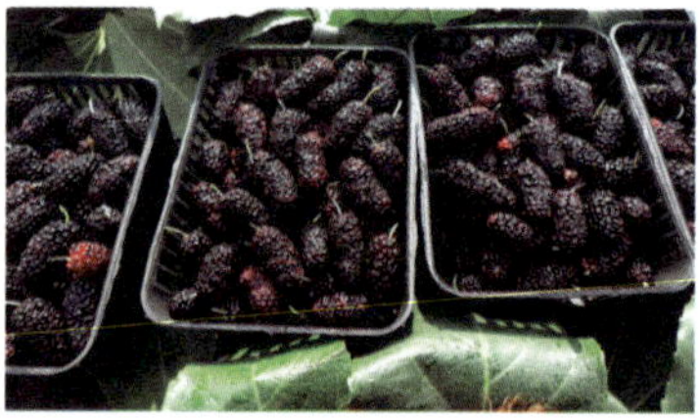

桑葚营养成分包括维生素 B_1、维生素 B_2、维生素 C、维生素 D，鞣质，苹果酸、柠檬酸，葡萄糖、果糖，蛋白质，钙、磷、铁，胡萝卜素。桑葚油的脂肪酸主要由亚油酸（Linoleic acid），少量的硬脂酸、油酸等组成。黑桑葚中含铁及植物色素较多。

临床实验证明，桑葚能提高细胞免疫功能，桑葚煎液能促进粒细胞生长，并能激发淋巴细胞转化，提高淋巴 T 细胞的数量与质量，起免疫调节作用，并能升高免疫球蛋白，增强吞噬细胞的活性，提升机体的免疫功能。实验还证明桑葚能加快胃液的分泌，有促进胃肠蠕动的功用，所以能够治疗消化不良、腹胀肠鸣、习惯性便秘等消化道疾病。

鉴赏品尝

桑葚果浆，色味俱佳。桑葚果酒，甜酸适口，风味别致，甘醇程度可与葡萄酒媲美。

冷浸法自制桑葚果酒：

将鲜桑葚捣汁，兑入适量白酒内和匀密封，3天后即可饮用。每日服1小盅。

使用宜忌

“脾胃虚寒作泄者勿服”（《本草经疏》）。

研究指出：桑葚不宜多食，因其含有胰蛋白酶抑制物质，食用过量会使肠道内各种消化酶，尤其是胰蛋白酶的活性减弱，容易引起出血性肠炎，甚者还可出现鼻衄，头晕等症状。

TIPS

- **心肾衰弱不寐，或习惯性便秘**：鲜桑葚50～100克。水适量煎服（《闽南民间草药》）。
- **自汗，盗汗**：鲜桑葚10克，五味子10克，水煎服，每日2次（《中国药用水果》）。
- **贫血**：鲜桑葚60克，桂圆肉30克，炖烂食，每日2次（《药用果品》）。
- **神经衰弱，失眠健忘**：鲜桑葚30克，酸枣仁15克，水煎服，每晚1次（《中国药用水果》）。

酒事知多点

“四月宜饮桑葚酒”

李时珍在《本草纲目》中提出：桑葚“捣汁饮，解酒中毒，酿酒服，利水气，消肿”。并指出“水肿胀满，水不下则满溢，水下则虚竭还胀，十无一活，宜用桑葚酒治之”。此外，他亦赞同《四时月令》中“四月宜饮桑葚酒”的观点，认为“能祛百种风热”。

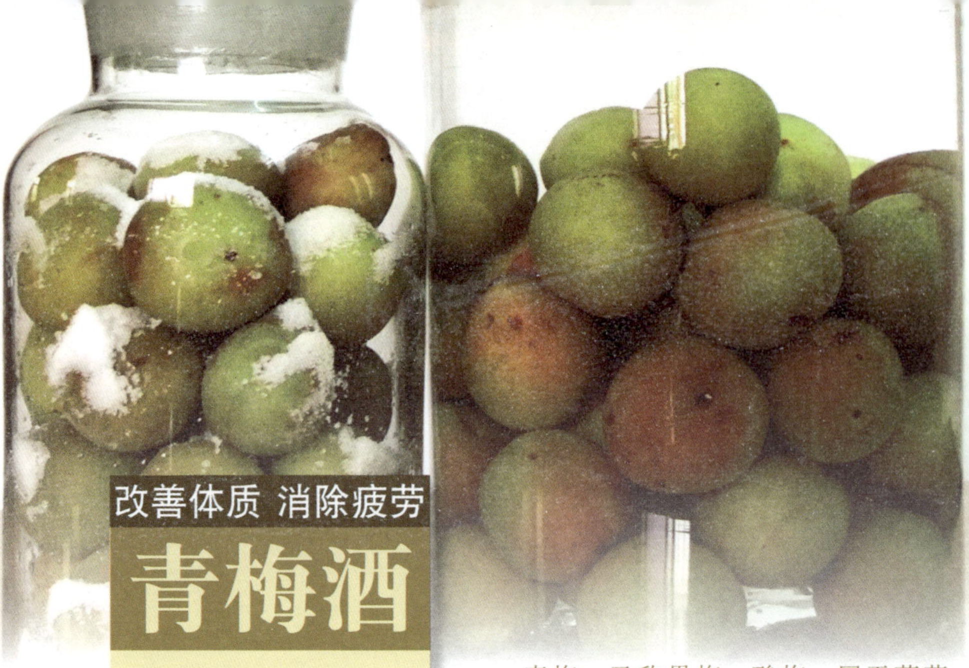

改善体质 消除疲劳

青梅酒

歌诀

长歌当啸论英雄，
篱下真人笑不同。
千古风云谁可辨，
一壶梅酒笑谈中。

青梅，又称果梅、酸梅，属于蔷薇科果树之一。青梅原产于中国，是中国亚热带特产水果，在中国广东、福建和浙江等地都有大量种植，后传入日本及东南亚地区，现在世界上主要的产梅地是中国和日本。

青梅酒的个性

青梅其果大核小，果型端正，肉质松脆，酸鲜爽口。青梅果口味以清酸称绝。它以酸为本，风味独特，营养丰富，并具有较高的药用价值，属强碱性果品，有“碱王”的称号，可以有效调节体内的酸碱度，减少腹泻和皮肤出现过敏症状。青梅中含有钙、镁、钠等多种矿物质。它不仅可以中和血液的酸性，保持体液的弱碱性平衡，还可以预防多种疾病。青梅中含有丰富的维生素，可以促进人体内的新陈代谢，有助于消除疲劳、舒缓压力。当夏日倍感疲惫或慵懒时，来 1 杯冰冻梅酒，可驱赶烦闷，让人心旷神怡。

营养分析

梅果中含有多种维生素和微量元素，特别是它含有17种氨基酸，其中有8种人体必需的氨基酸，这些氨基酸有利于人体蛋白质的构成和代谢功能的正常运行，防止人体癌症与心血管系统疾病的发生。日本医学界对青梅颇有研究，认为青梅具有“净血、解毒、杀菌”三大功能。因此，作为营养保健食品，深受国内外消费者的青睐。

以水果来说，多数水果以甜取胜，而青梅果却以独特的酸味吸引人。其酸性的魅力程度从成语“望梅止渴”可见一斑。青梅果实的含酸量达4.12%左右，软枝大粒的梅含酸高达5.6%。梅果所含的酸主要有柠檬酸、苹果酸、琥珀酸、酒石酸等。

鉴赏品尝

青梅酒酸甜适口，是深受人们喜爱的酒。然而，它最值得鉴赏的应该是其独特的功效。

杀菌消炎

青梅中的有机酸具有杀菌效果，还可抑制细菌繁殖，提高肠内的杀菌作用，可以消炎、止泻。净血、解毒、杀菌是保持人体自身健康的三大要素，而青梅全具备。

促进唾液分泌

青梅里含有丰富的有机酸，能促进唾液分泌。唾液有帮助消化，增进食欲，改善胃肠道功能的作用。青梅酒要在饭前喝就是这个原因。唾液腺激素能促进细胞的代谢，防止细胞老化。

减肥

青梅中含有枸橼酸，可以促进体内代谢，防止中性脂肪在体内停留。青梅酒中的多酚可抑制脂肪在体内的堆积，起到养颜塑身的效果。

排毒通便

青梅有预防结石的作用。因其含有丰富的柠檬酸，而血液中的钙质与柠檬酸结合后很容易溶解，因此，可减少结石的形成。此外，梅子中的儿茶酸能促进肠道的蠕动，有效地消除便秘。

驻颜美容

青梅酒味道酸甜，饮用后能刺激唾液腺分泌较多的腮腺素，腮腺素可促进新陈代谢，延缓衰老，使其皮肤组织和血管趋于年轻化，因此，常被称为“返老还童素”。此外，青梅还能促进皮肤角质层的代谢，防止皱纹和斑点的出现。它还被证明有促进骨骼和牙齿的钙化，以及促进周围硬组织生长的作用。

使用宜忌

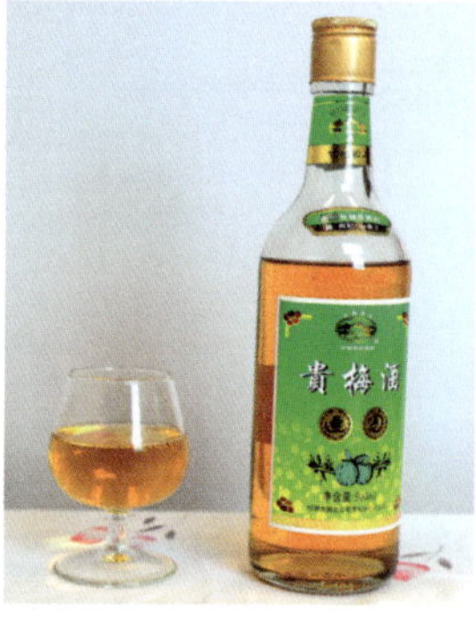

香港超市里有许多青梅酒，产地、牌子、名称都稍有不同，例如，贵梅酒、梅酒等。购买时要留意酒精度。因为青梅酒甜、酸、香醇，非常可口；酒的颜色也是微黄、透明，很清雅，常给人以低度饮料感觉，饮用时往往在不知不觉中过量。而有的青梅酒是用青梅原酒，加上白砂糖、水、酸味剂（苹果酸）制成的，有的是兑加食用酒精的，度数也在

14.0%左右。有的还可能添加一些除青梅之外的中药，因此，要根据个人的体质、病症，佐餐时适量饮用，而不能用它代替普通饮料。

酒疗方

青梅酒

配方：尚未熟透的青梅若干，白酒适量。

制法：将青梅洗净，放置大口瓶中，倒入50度白酒，以浸没青梅，高出3～5厘米为度，加盖密封，浸泡1个月后，即可食用。

功效：清热解暑，生津和胃，止痢止泻，止痛止呕。

适用：腹痛吐泻，包括夏季肠炎、食物中毒性胃肠病等。

用法：饮服适量青梅酒，或吃酒浸的青梅1～2个。

青梅杏仁酒

配方：青梅150克，杏仁10克，米酒500毫升。

制法：取新鲜青梅洗净，与杏仁一同装酒瓶中，密封浸泡30天，取酒饮服。

功效：生津止咳，敛肺涩肠。本酒据药理实验证明，有抗菌、抗过敏，促进胆汁排泄等作用。

适用：痢疾、肠炎腹泻等，亦可促进胆囊收缩，治疗慢性消化不良和胆道蛔虫症。梅子味极酸，多食易损齿。胃酸过多者不宜食，外感咳嗽、湿热泻痢等邪盛者亦忌用。

用法：每日2次，每次1小盅。

TIPS

· 由于酒本身的利尿作用，加之菜肴中的盐分增加了血液浓度，所以饮酒后易产生渴感。这时饮水过多，对肝脏也不利。最好的办法是吃些水果，这样既可中和酸性，水果中的糖分又能促使酒精在体内燃烧，从而减少其对肝脏的毒害。青梅中含有丰富的有机酸，可以提高肝脏的解毒作用，且能预防脂肪沉淀在肝脏内，保护肝脏。

酒事知多点

青梅煮酒论英雄

《三国演义》里有两个英雄人物，一个长歌当啸，指点群雄；一个以谦恭之态暂时寄人篱下，他们就是曹操和刘备。“青梅煮酒论英雄”这一篇绝世妙文把他们两人的心态刻画得淋漓尽致。其中有一个细节大意是：曹操说：“能叫作英雄的人，应该是胸怀大志，腹有良谋，有包藏宇宙之机，吞吐天地之志的人。”刘备问：“那谁能被称为英雄？”曹操用手指指刘备，然后又指向自己，说：“现今天下的英雄，只有使君和我两人而已！”刘备听到这句话，吃了一惊，手里拿的筷子和勺子都不禁掉在地上。这时正好大雨倾盆而下，雷声大作。刘备才从容地低头拿起筷子和勺子说：“因为打雷被吓到了，才会这样（指筷子和勺子掉在地上）。”曹操笑着说：“大丈夫也怕打雷吗？”刘备说：“圣人听到刮风打雷也会变脸色，何况我怎么能不怕呢？”将听到刚才的话才掉了筷子和勺子的缘故轻轻地掩饰了过去。曹操才不怀疑刘备。后人有诗称赞（刘备）说：“勉从虎穴暂栖身，说破英雄惊煞人。巧借闻雷来掩饰，随机应变信如神。”青梅酒历史悠久、文化内涵深远。据《三国志》记载：建安五年，刘备“学圃于许田，以为韬晦之计”，曹操以青梅煮酒相邀刘备共论天下英雄，青梅酒及“青梅煮酒论英雄”的典故由此见于史书。

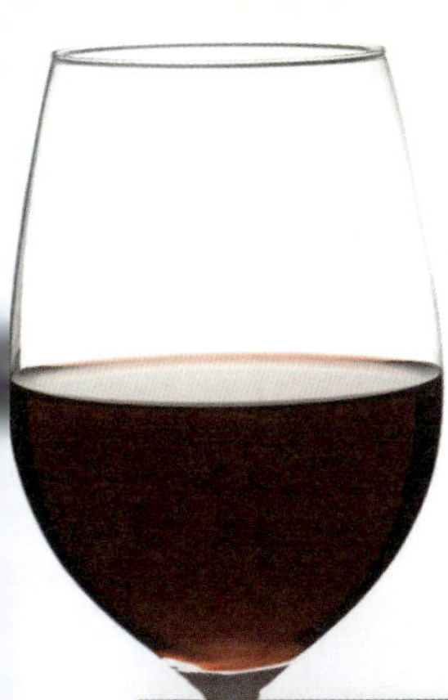

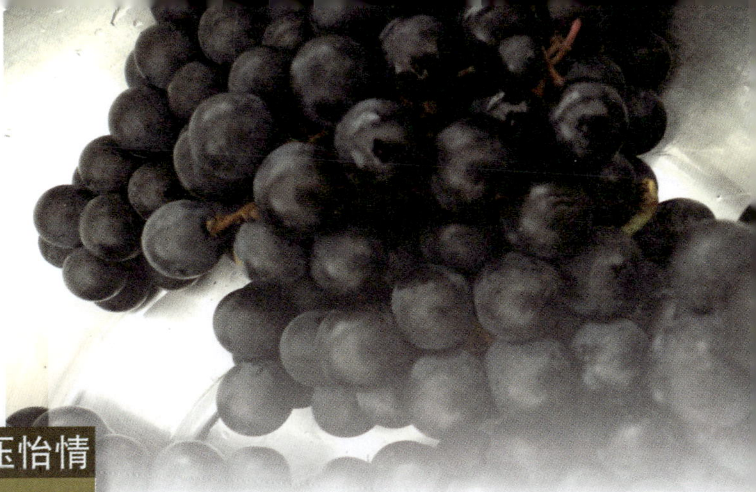

有益心脏 减压怡情

葡萄酒

歌诀

甘醇美酒赛琼浆，
高脚盛来万里香。
腊肉佐餐忘困苦，
梦中衣锦返家乡。

葡萄酒是用新鲜的葡萄或葡萄汁经发酵酿成的酒精饮料。通常分红葡萄酒和白葡萄酒两种。葡萄酒有许多分类方式。以成品颜色来说，可分为红葡萄酒、白葡萄酒及粉红葡萄酒三类。其中红葡萄酒又可细分为干红葡萄酒、半干红葡萄酒、半甜红葡萄酒和甜红葡萄酒，白葡萄酒则细分为干白葡萄酒、半干白葡萄酒、半甜白葡萄酒和甜白葡萄酒。

在韩国讲学时，曾旁听过一节别开生面的关于酿造葡萄酒的实验课，主讲老师是高丽大学的一名讲师。上课时，老师除了讲解葡萄酒的酿造原理、方法之外，还让学生们自己动手，亲身感受一下酿造葡萄酒的全过程。当老师说，现在可以开始了的时候，我看到两组学生分别围着清洗干净的一盆红葡萄和一盆白葡萄，开始用手将葡萄梗摘掉。再一次清洗后，10 多只手就开始挤压了。刹那间，原本一颗颗晶莹圆润的葡萄，就变成了连皮带核、带汁的一盆红葡萄浆。这时，老师走过来，让他们将这盆红葡萄浆统统倒进一个大瓶中，然后，往里面放了一些酒曲粉，摇晃了几下，就放置在实验台上了。再看白葡萄那组就没有这么简单了，因为，挤压之后还要过滤，要把皮、核都滤掉，只取过滤后的白葡萄汁。不过，后面的程序和步骤都与红葡萄那组的完全一样。

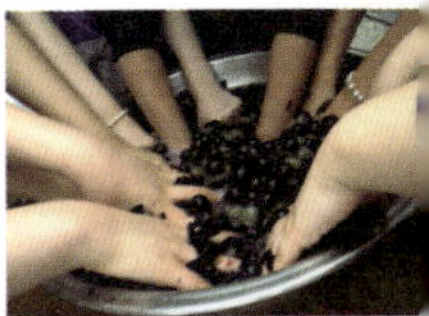

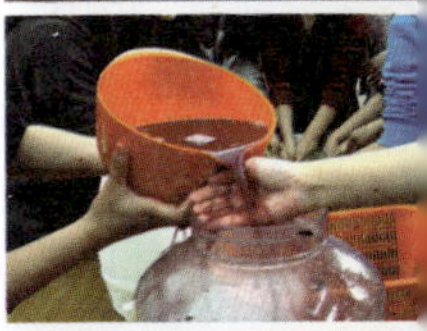

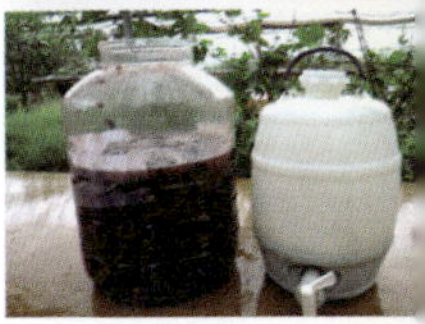

葡萄酒的个性

葡萄成熟后，天然水分含量高达 90% 以上，酿酒的过程中不需另外添加水，这是葡萄酒与其他许多用香料、色素兑出来的果酒和饮料的最大区别。葡萄酒是发酵后的红葡萄汁，不添加糖或酒精，最大限度地保存了葡萄的营养成分及多种功能成分。酒精含量约为 12%，含糖量不超过 4.0 克 / 升，口感不甜，略酸、微涩。

葡萄酒分为红葡萄酒和白葡萄酒，它们的色、香、味俱佳。白葡萄酒的颜色，以近似无色至琥珀色为好；红葡萄酒则以宝石红为佳。在酒香方面，不但要有葡萄固有的果香，而且要有令人愉快的酒香。在风味上，要求酒质醇厚，前香适中，后香绵延，馥香爽口和回味深长。

营养分析

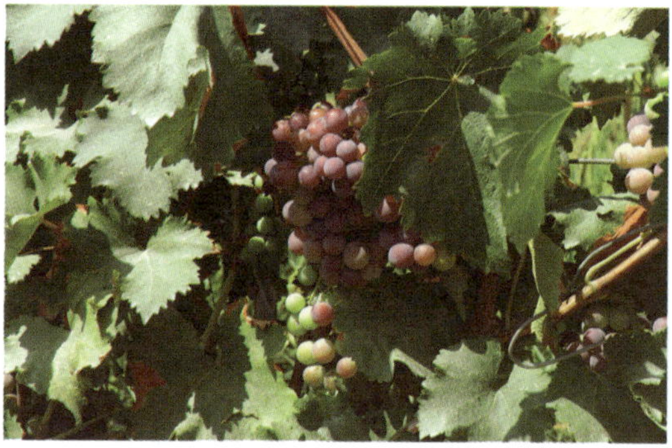

除了氨基酸，葡萄酒还能提供热能，各种维生素以及各种矿物质等。哈佛大学研究指出，葡萄酒含有丰富的维生素 B_{12}，可改善恶性贫血，并有营养强壮功能，提高人体功能。难怪西方人把葡萄酒与面包、肉类一起称为“生命组合”。葡萄酒中的多酚类物质，能够防止自由基氧化，延缓人体衰老，并能使血管保持弹性，所以对心血管病的防治具有重要意义。

红葡萄酒有多种保健功效：

延缓衰老

红葡萄酒中含有较多的抗氧化剂，如酚化物、鞣酸、黄酮类物质、维生素 C、维生素 E、微量元素硒、锌、锰等，能消除或对抗氧自由基，所以具有抗老防病的作用。红葡萄酒的 SOD 活性特别高，其抗氧化功能比由葡萄直接提炼要高得多。美国一大学生物统计学者以 94 对兄弟为对象，进行长期的追踪调查。这 94 对兄弟每一对都是一个适量饮酒，而另一个则滴酒不沾。结果表明，适量饮酒者比滴酒不沾者长寿。一个人进入老年之后喝点酒，能舒筋活血，有利于身体健康。荷兰科学家的研究也显示，每日饮用适量的红葡萄酒可以延长男性的寿命。

帮助消化

60 ～ 100 克葡萄酒，可以使正常胃液的产量提高 120 毫升。红葡萄酒的单宁，可以增加肠道肌肉系统中的平滑肌纤维的收缩性。因此，葡萄酒可以调整结肠的功能，对结肠炎有一定的疗效。甜白葡萄酒含有山梨酸钾，有助于胆汁和胰腺的分泌。因此，葡萄酒可以帮助消化，防治便秘。

美容养颜

葡萄酒滋补作用甚强，维生素 B_1、维生素 B_2、维生素 B_{12}、维生素 C 等含量尤为丰富。优质的红葡萄酒中含有丰富的铁质，加上酒精本身具有活血暖身的作用，长期少量饮用可改善贫血或虚弱体质，使脸色变得红润，对女性非常有好处。除饮用外，还有不少人喜欢将红葡萄酒外搽于面部及体表，因为低浓度的果酸有抗皱洁肤的作用。

杀菌

英国研究人员发现，从红葡萄酒中提取出的抗氧化物质白藜芦醇有助于对抗身体中的炎症。英国格拉斯哥大学研究人员在《美国实验生物学学会联合会杂志》上报道说，他们将实验鼠分为两组，先给其中一组注射白藜芦醇，再向两组小鼠同时注射强炎性药剂。结果未注射白藜芦醇的小鼠表现出严重的败血症症状，而事先注射白藜芦醇的小鼠则安然无恙。

预防心脑血管病

红葡萄酒中含有白藜芦醇（resveratrol）成分，它是在酿制过程中葡萄皮里存在酒液中的抗氧化物，能预防血小板凝集，降低血液黏稠度，使血液循环流畅，降低心脏病罹患率。

挪威罗加兰郡中央医院的 T. 博格 · 安徒生等人通过对欧洲 7 国的心肌梗死患者进行调查，发现每周适当喝上 1 ～ 7 杯的饮酒者与完全不饮酒者相比，总死亡及心血管疾病死亡的相对风险降低 25% 左右。

预防癌症

葡萄皮中含有的白藜芦醇，可以防止正常细胞癌变，并能抑制癌细胞的扩散。在各种葡萄酒中，红葡萄酒中白藜芦醇的含量最高。美国研究人员分析了 7 万多名中年男性的资料，4 年间，210 人被诊断患肺癌。研究发现，喝啤酒、白葡萄酒或含酒精饮料与肺癌的发病无关，但随着这些人消费红葡萄酒增加，患肺癌的风险逐渐减少。另一项研究也证明，相比那些不喝红葡萄酒

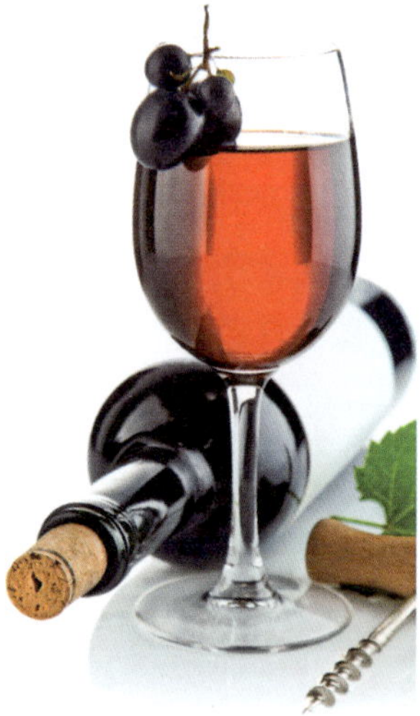

的男性烟民，每天喝一杯红葡萄酒可能会减少 60% 的患肺癌风险。

降低2型糖尿病风险

《美国临床营养学》杂志曾刊登一项研究发现，爱吃细粮的中年女性适度饮酒可降低 2 型糖尿病风险。哈佛大学公共卫生学院的弗兰克·胡博士及其同事分析了“美国护士健康研究”的相关资料，该研究历时 26 年，涉及 8.2 万名女性。研究者分析发现，在碳水化合物摄入较多（白面包、土豆等）的参试妇女中，少喝点红酒（平均每日 15 克）的妇女罹患糖尿病危险比滴酒不沾者低 30%。

有助于降低白内障发生风险

冰岛大学乔纳森等学者在美国视觉与眼科学研究学会年会上公布了一项历时 5 年的定群研究结果：适度饮用红酒有助于降低白内障发生风险。该研究始于 1996 年，共对 832 名研究对象的酒精摄入状况和白内障发病风险进行了调查、随访和分析。结果显示，适度饮用红酒者（定义为红酒摄入量为每月 2 杯至每日 2 ～ 3 杯者）发生白内障的风险则减半。

有效防治牙病

据英国《独立报》报道，加拿大魁北克省拉瓦尔大学研究人员发现，每日喝 1 杯红酒还能有效防治牙病。科学家从波尔多葡萄酒中提取了一种“多酚”的化合物，并研究它对各种牙周疾病细菌的影响。研究结果发现，多酚对于链球菌和葡萄球菌等威胁人类口腔健康的细菌有着显著的抑制作用。

鉴赏品尝

好的红酒是艺术品，不应“喝”，而应“品”。每次品之前，先晃动酒杯，再用鼻子深吸一下，然后浅尝一口，让酒液在口腔保留一段时间，之后才咽下去。即使是喝普通的红酒，喝前也应将嘴擦干净，否则杯上将留有唇印。此外，喝红酒不应加雪碧或柠檬，这会破坏红酒原来的味道。

红葡萄酒鲜艳的颜色，清澈透明的体态，使人赏心悦目；品尝时酒中丹宁微带涩味，促进食欲。独特的红葡萄酒风味和成分决定了它最适于佐餐，它不但能开胃、消食提高用餐品质，又使人兴奋、放松心情。

优质的红酒停留在口腔内时应有幼滑感，慢慢感受到其香醇，然后味道会丰富起来。酒香会令你有回味感，而且在口腔内久久未能散去，同时这些香气应该平衡、协调、幽雅、令人愉快。

第一步：酒温

喝红酒不可以加冰，实际上，饮用红酒的传统温度是清凉室温，在这一温度下，各种年份的红酒都处于最佳状态。香港的冬天，可以直接饮用。夏天，饮前可将酒放到冰块桶里，使其饮用温度保持在 14℃左右。

第二步：醒酒

一瓶佳酿通常是封存多年的，刚刚打开时味道未达到最佳状态，这时就需要“唤醒”这瓶酒。在将酒倒入精美的醒酒器后稍待十分钟，酒的异味散去，醒酒器一般要求让酒和空气的接触面最大，红酒充分氧化之后，浓郁的香味就流露出来了。这就是为什么红酒杯一般都比较大，斟酒时却只倒少量红酒进去的原因。

第三步：观酒

红酒的那种红色足以撩人心扉，斟红酒时以酒杯横置，酒不溢出为基本要求。行家在光线充足的情况下将红酒杯横置在白纸上，观看红酒的边缘就能判断出酒的年龄。层次分明者多是新酒，颜色均匀的是有点岁数了，如果微微呈棕色，那有可能是一瓶陈年佳酿。

第四步：品尝

在酒入口之前，先深深在酒杯里嗅一下，此时已能领会到红酒的幽香，再吞入一口红酒，让红酒在口腔内多停留片刻，舌头上打两个滚，使感官充分体验红酒，最后全部咽下，一股幽香立即萦绕其中。

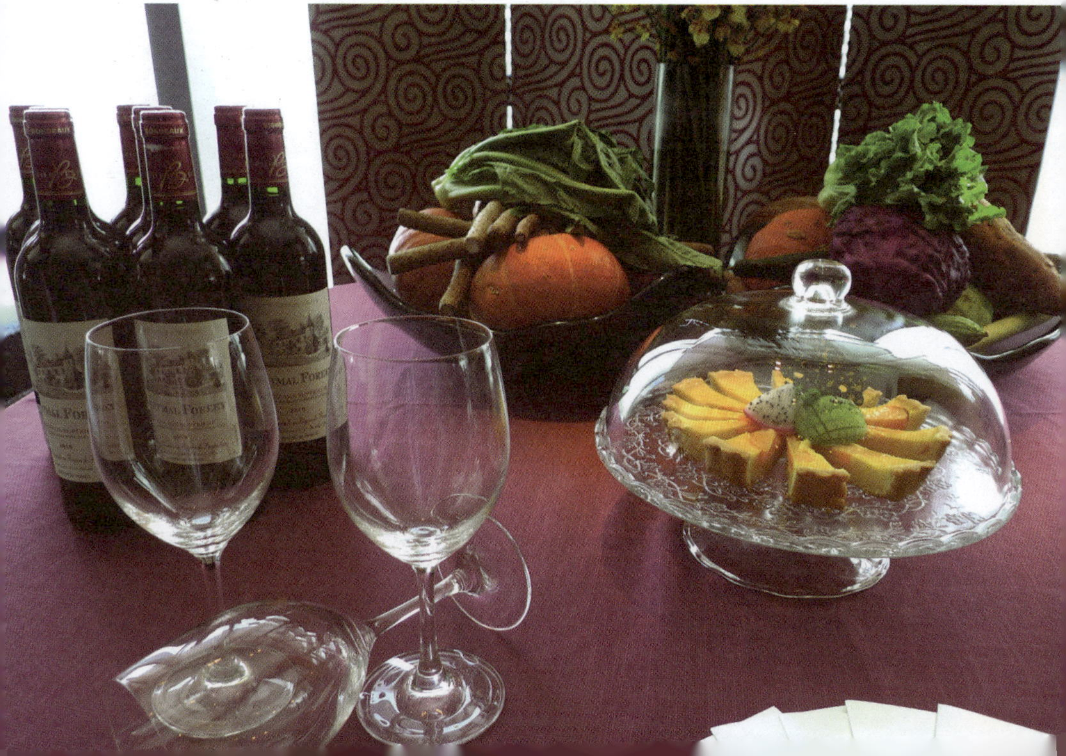

提起葡萄酒，人们便会想到法国。

法国是全球最大的葡萄酒消费市场。出产的葡萄酒举世闻名，波尔多、朗格多克、勃艮第，这些名酒产区都在法国。

虽然法国不是最早酿造葡萄酒的国家，也不是葡萄酒产量最大的国家，但却是一片拥有最多好酒的土地。法国生产着世界上最优秀的葡萄酒，无论是波尔多（Bordeaux）的名庄，勃艮第（Burgundy）价值连城的佳酿，还是贵族气息的香槟（Champagne），都为世人所倾倒。法国的葡萄酒中最为出色的就是红葡萄酒，成为其他国家模仿的典范。“有着法国葡萄酒的风范”已经成为一个葡萄酒的赞美之词。决定葡萄酒好坏的六大因素：葡萄品种、气候、土壤、温度、葡萄酒管理和酿酒技术，无论哪一个，法国都有着最优越的条件，因此，成就了法国“葡萄酒王国”的地位。

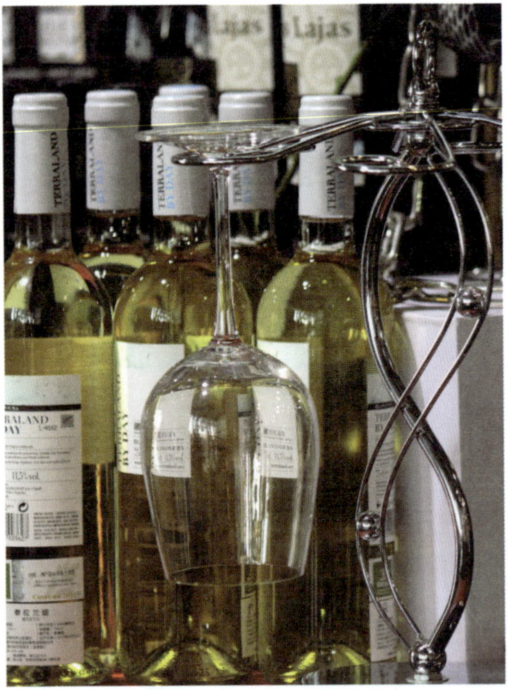

法国老年人众多，但大多精神矍铄。谈起健康长寿的秘诀，不少人都认为与葡萄酒有关。法国人和英国人食用含脂肪量相同的食物，但法国人患冠心病的比例要比英国人低很多。伦敦的玛丽王后大学的研究人员发表论文说，实验室测定发现，红酒中富含多酚，可抑制让血管收缩的缩氨酸的生成。

葡萄酒的文化是伴随着法国的历史与文明

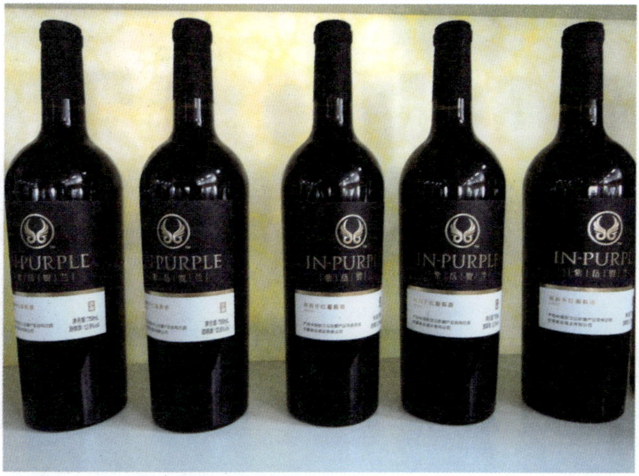

发展起来的，在这个欧洲国家里，葡萄酒文化已经渗透进了法国的政治、宗教、文化、艺术以及生活的各个层面，与人们的生活息息相关，法国葡萄酒文化也影响着全世界人的生活方式与文化情趣。

葡萄酒并非法国的专利，世界上许多国家和地区都有适宜葡萄生长的土壤和气候。在中国，宁夏就是其中之一。最近，在去宁夏旅游的途中，我品尝了那里生产的几种红酒，品质和口感都相当好，据酒家介绍，从法国来的品酒专家对当地的几种红酒都赞不绝口。

宁夏是回族自治区，简称“宁”，位于中国西部的黄河上游地区，东邻陕西省；西部、北部接内蒙古自治区；南部与甘肃省相连。虽然临近地区都是黄土高原或无垠的大沙漠，但依靠贺兰山的护佑，宁夏却拥有一番青山绿水的江南景色。

贺兰山东麓地区位于东经105°45′39′～106°27′35″，北纬37°43′00″～39°05′3″，地处世界葡萄种植的“黄金地带”。贺兰山东麓地势平坦，土壤肥沃，光照充足，热量丰富，昼夜温差大，有利于糖分累积，有着葡萄种植的优越条件。“贺兰山下果园成，塞北江南旧有名。”脍炙人口的唐诗名句，是对当时宁夏河套平原风光的真实写照。而诗人贯休“赤落蒲桃叶，香微甘草花”的著名诗句，则是对唐代宁夏地区已经大量栽培葡萄的佐证。西夏种植的葡萄，因品质犹佳，使者在出使宋朝时，将其作为赠送路过的州郡官员的礼品。

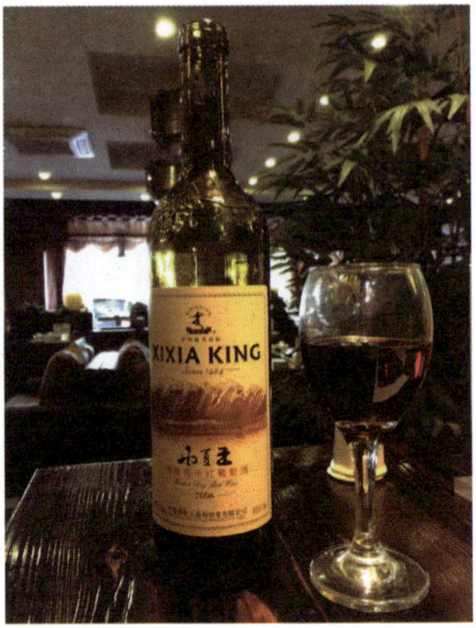

使用宜忌

多红少白

研究发现，红酒能预防心脏的冠状血管栓塞，降低血小板的活跃性达 75%。此外，红葡萄酒含有一种被称为槲皮酮的植物色素成分。这种色素具有抗氧化和抑制血小板凝固的双重作用，可以保持血管的弹性与人体血液畅通，不易导致心脏缺血。荷兰一医生观察 805 名男性发现，常饮红葡萄酒患心脏病的危险会降低一半。白葡萄酒因在酿制过程中槲皮酮丧失殆尽，故几乎无保护心脏的作用。

TIPS

- 储红酒：应平放储存，软木塞浸泡日久会分解、产生木屑。饮用前一天要直立，让木屑沉淀到瓶底。红酒的瓶底向中间凸起，这设计不是为了好拿酒瓶，而是要让木屑沉淀到凹沟。

巧搭配 益健康

红葡萄酒配红肉类食物，包括中餐中加酱油的食物；白葡萄酒配海鲜、白肉类食物和蔬菜类。有研究发现，如果吃肉的时候喝杯红酒，其中的多酚就可以防止肉在胃里分解为有害物质。

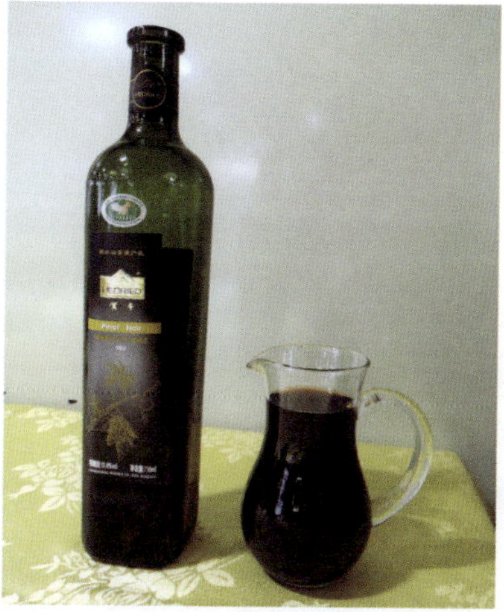

美国《科学》杂志报道，饮用葡萄酒对身体虚弱、患失眠和精神倦怠以及老年人来说，无疑是一种滋补药。

酒事知多点 葡萄美酒夜光杯

唐代诗人王翰有诗云：“葡萄美酒夜光杯，欲饮琵琶马上催。醉卧沙场君莫笑，古来征战几人回？”可见中国人饮用葡萄酒有悠久的历史。汉代张骞出使西域，其中就带回了葡萄种子，在中国大量种植。魏国时代开始有人以葡萄酿酒；唐代药典之一《甄权本草》提到，葡萄酒能治湿痹。

红酒炖苹果

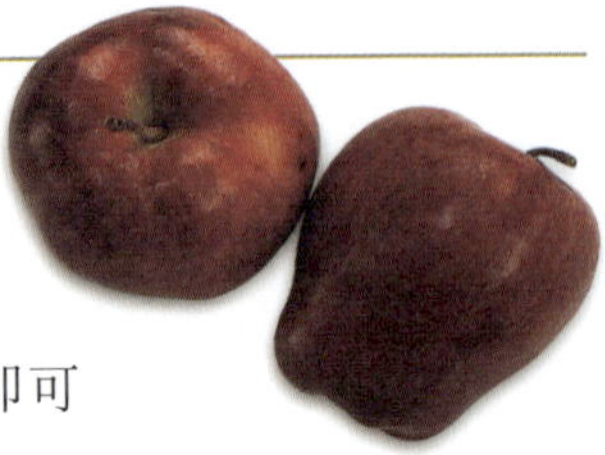

苹果400克去皮，切成瓣状。把苹果放入锅里，倒入红酒没过苹果。用中火炖煮苹果15分钟关火。

苹果在红酒中浸泡2个小时后，即可食用。

适用于痛经。医学研究表明，红酒能通经活络。如气滞血瘀型痛经患者适量饮点红酒能疏通经络，扩张血管，使平滑肌松弛，缓解痛经；对气血亏虚型的痛经症，中医认为，甘温能补能缓，因红酒辛甘性温，有温阳补血、缓急止痛的功效；对寒湿凝滞的痛经症，可以起到散寒祛湿、活血通经的作用。

红酒泡洋葱

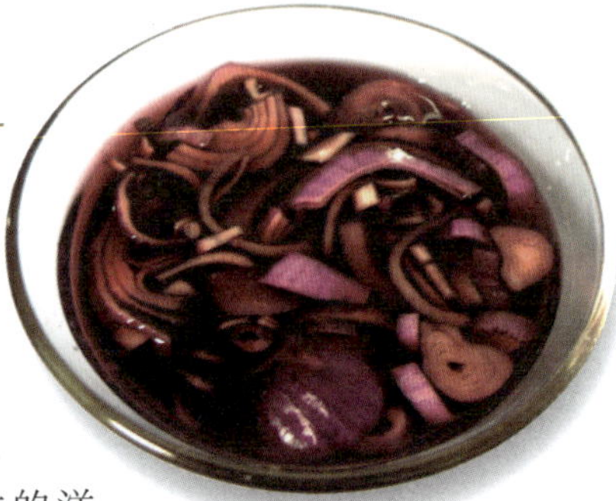

500毫升红葡萄酒和2个洋葱，将洋葱切成小块，装入玻璃瓶中，倒入红葡萄酒，盖好密封，存入冰箱。6天后，可以开始饮用，每次喝50毫升，每日喝1～2次，将浸过的洋葱一起食用效果更好。

据美国科技新闻网报道，康乃尔大学初步的研究结果发现，具强烈气味的洋葱，能抑制肝癌和结肠癌细胞的生长。研究表明，洋葱是目前唯一含有前列腺素A的蔬菜，还含有硫基氨基酸等物质，有扩张血管、降血脂等作用。

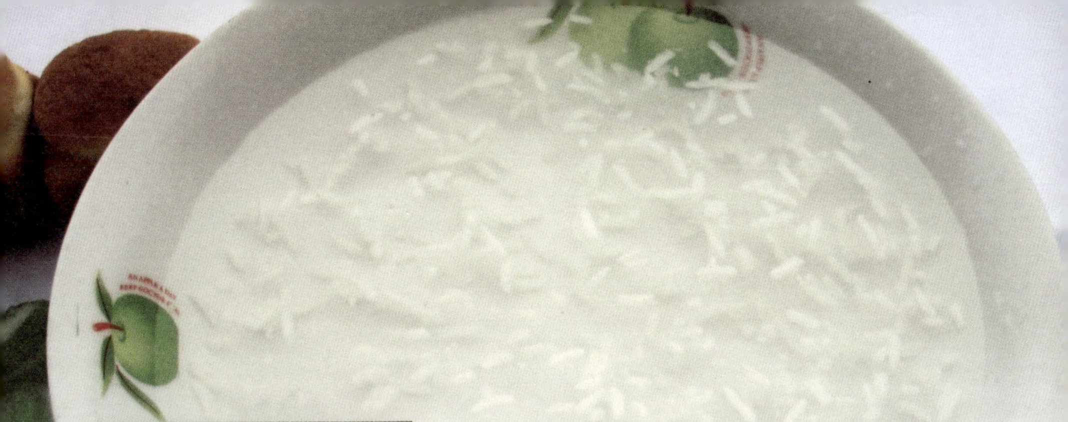

益气补血 养颜活络

糯米酒

歌诀

益气甘甜醪醴香，

体虚妇老盼冬阳。

问君酿糯成何益？

滋补怡情气色良。

糯米酒，又称江米酒，是用糯米经浸泡、蒸熟、撒曲、发酵、过滤等过程制成。主要原料是糯米，酿制工艺简单。中国古代民间俗语称：“米酒粮食精，越喝越年轻”；“人参补气，米酒养人”。产后喝糯米酒可以帮助产妇避风寒，既可预防产后关节疼痛等诸多疾患，又能够通经活血、温补脾胃、促进乳汁分泌，故也叫“月子酒”。

糯米酒的个性

糯米酒以白色、黄色或褐红色为主。香味浓馥、甘甜芳醇，能刺激消化腺的分泌，增进食欲，有助消化。糯米味甘，性温。入脾、胃、肺经。具有补中益气、健脾暖胃、止泻止汗之等功效。糯米经过酿制，营养成分更易于人体吸收，是中老年人、产妇和身体虚弱者补气养血之佳品。糯米酒既承载了糯米的温补之性、黏糯之质，又赋予了酒的活血之力、保健之功。糯米酒具有提神解乏、温中益气、补气养颜，促进血液循环等功效。适用于面色不华、自汗，或平素体质虚弱、头晕目眩、面色萎黄、少气乏力、中虚胃痛、便溏等症。用糯米酒炖制肉类能使肉质更加细嫩，易于消化。

营养分析

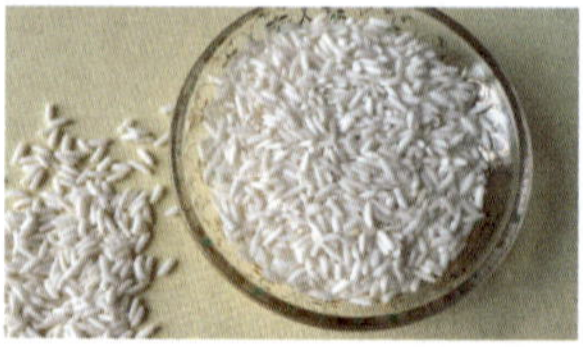

糯米中的淀粉转化成单糖和低聚糖，这更有利于它快速补充人体的能量，以及改变口味。主要的单糖和双糖有葡萄糖、果糖、麦芽糖、蔗糖、异麦芽糖。所含的有机酸主有乳酸、乙酸、柠檬酸等。这些酸对于米酒的口味以及刺激消化液的分泌有很重要的作用。糯米中大部分的蛋白质经过发酵的过程，会被分解成为游离氨基酸和多肽类物质，这对于它的营养提高很有帮助。维生素和矿物质大部分都是糯米中本身含有的，主要是它们的结合形式产生了变化，以及根酶在发酵时也会产生一些维生素，主要有维生素 B 族、维生素 E、多种矿物质。

鉴赏品尝

糯米酒中还有一种比较特别的是红曲糯米酒，俗称“红酒”。这里说的红酒并非指红葡萄酒，而是指红曲酿造的酒。其中比较有代表性的是糯米红酒，各地都有类似的“红酒”。糯米红酒中又以福建省福州一带特有的酒较有特色，当地人称为“红酒”或“福建老酒”。老酒是指存放至少达到 1 周年以上的米酒，有些地方把已超过 4 ~ 5 个月的糯米红酒称为老酒，刚刚酿成的酒称为浅酒。老红酒的主要原料是糯米，以天然微生物纯酒曲发酵而成，含有 40% 以上葡萄糖、丰富的维生素、氨基酸等营养成分。有活气养血、活络通经、补血生血以及润肺之功效。酿制后口味醇香甘甜、香气浓郁、酒性平稳、余味绵绵，适量饮用有益健康。老红酒还有提神解乏、解渴消暑、促进血液循环、润肤的功效，一年四季均可饮用。

糯米红酒性温，味甘，气味芬芳，是餐桌上的佐餐常用酒，也

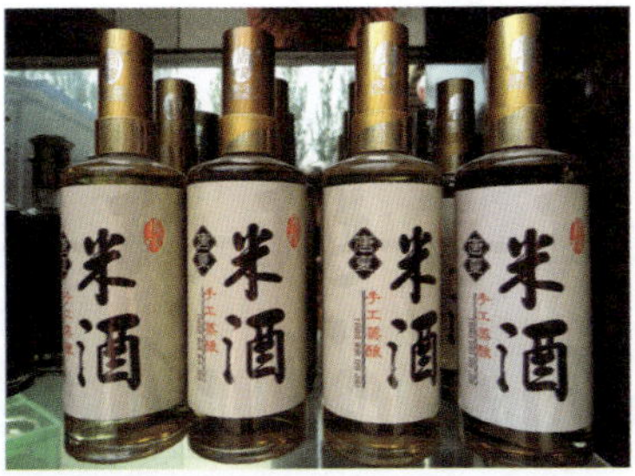

是做菜时常用的料酒。糯米红酒以存放时间越久，没有变酸，色泽如桐油者越佳。

客家是中原汉族南迁的一支民系，所以客家人所吃的老酒，也是从古老汉族酒类中继承下来的。福建省各地都出产糯米，也都习惯用糯米酿酒。尽管酒的品牌名称不同，但大部分都是属于“老酒”这一类型。所以有人说全福建都是“老酒之乡”。“开坛香百里，洗瓮醉千家”，这就是人们对“福建老酒”的赞誉之辞。正是：

霞虹云雾绣罗纹，明月推窗惊醉人。

饮尽山泉红米酒，不闻江海落星辰。

使用宜忌

糯米酒不易久存，开瓶后最好 3 天内用完。做好的米酒可以生吃，但对肠胃有些刺激。煮后味道就柔和多了，既不会甜得发腻，酒味也不太浓。在糯米酒中打个蛋花或加入适量红糖滋补效果更佳；有时也将汤圆（以小圆子为佳）下入米酒中，再打蛋花做成醪糟汤圆食用。如果发酵过度，糯米就空了，酒味过于浓烈。如果发酵不足，糯米有生米粒，硌牙。甜味不足，酒味也不足。拌酒曲的时候，如果水洒多了，最后糯米是空的，也不成块，一煮就散。

一般情况下，酒的酒精度数越高，则饮酒量就应相应减少，从一天的总量上来说，糯米酒应控制在 100 毫升以内。乙醇在胃肠道中吸收迅速，低浓度酒较高浓度酒易于吸收。进入体内的乙醇绝大部分被氧化，放出热量，少量未被氧化的乙醇，主要通过肾、肺排出体外。

酒疗方

冬天宜温饮： 放在热水中烫热或隔火加温后饮用。烫热饮用能驱寒祛湿、活血化瘀，对腰背酸痛、手足麻木和震颤，风湿性关节炎及跌打损伤等有益。

夏天可冷饮： 即不作处理，开瓶倒入杯中饮用。冷饮有消食化积和镇静作用，对消化不良、厌食、心跳过速、烦躁等有疗效。

调料： 糯米酒香味浓郁，富含氨基酸等呈味物质，在烹调荤菜时，加入少许，不仅可以去腥，而且可以增加鲜美的味道。

TIPS

- 中药处方中常用糯米酒浸泡、烧煮、蒸炙某些中草药，或调制人参再造丸及各种药酒。
- 糯米酒与鸡蛋、红糖同煮或冲服，则补中益气，强健筋骨，可防止神经衰弱，神思恍惚，头晕耳鸣，失眠、健忘等症。
- 糯米酒分别与桂圆或荔枝、红枣、核桃、人参同煮，有助阳壮力、滋补气血之功效，对体质虚衰、元气损伤、贫血等有疗效。

酒事知多点 黑糯米酒

黑糯米酒是用黑糯米为原料，用古老方法酿制而成的低度酒。酒晶莹透明，红亮生光，香气幽雅悦人，酒味酸甜爽口，醇厚甘美，而且酒中含有蛋白质、多种氨基酸、脂肪、糖类、钙、磷、铁、多种维生素等营养成分。具有补气血、暖脾胃、补肾、乌发等功能。适用于盗汗、多汗症、烦渴不止、食欲差、消化不良、慢性肾炎、多尿症等病症。

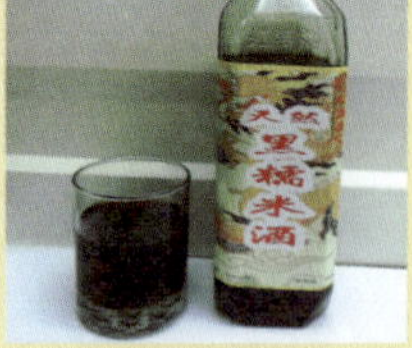

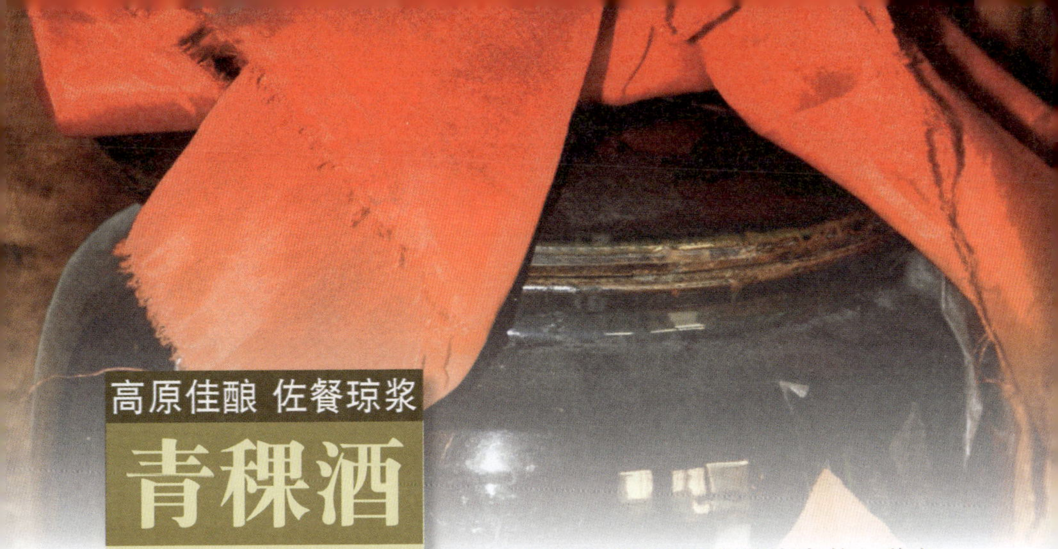

高原佳酿 佐餐琼浆

青稞酒

歌诀

藏家啤酒数风流，
浓郁甘泉取不休。
冰冻雪山消逝苦，
青稞无水文成愁。

青稞酒是用青藏高原出产的一种主要粮食——青稞制成的。它是青藏人民最喜欢喝的酒，逢年过节、结婚、生孩子、迎送亲友，必不可少。产地主要分布在青海、西藏、四川、云南、甘肃等地。酿造青稞酒无须复杂的程序，在藏区，几乎家家户户都能制。酿造前，首先要选出颗粒饱满、富有光泽的上等青稞，淘洗干净，用水浸泡一夜，再将其放在大平底锅中加水烧煮两小时，然后将煮熟的青稞捞出，晾去水气后，把发酵曲饼研成粉末均匀地撒上去并搅动，最后装进坛子，密封贮存。如果气温高，一两天即可取出饮用。

青稞酒的个性

青稞酒以独特的酿造工艺，经手工制曲、自然发酵、地窖贮存、精心勾兑、科学检测、雅致包装而成。观其色：晶莹剔透；闻其香：窖香浓郁，清香纯正，幽香绵绵；品其味：醇厚协调，绵甜净爽，回味悠长，余香不断。饮后不头痛，不口干，醒酒快，具有独特的风格。青稞酒色微黄，酸中带甜，有“藏式啤酒”之称，是藏族人生活中不可缺少的饮料，也是欢度节日和招待客人的上品。

营养分析

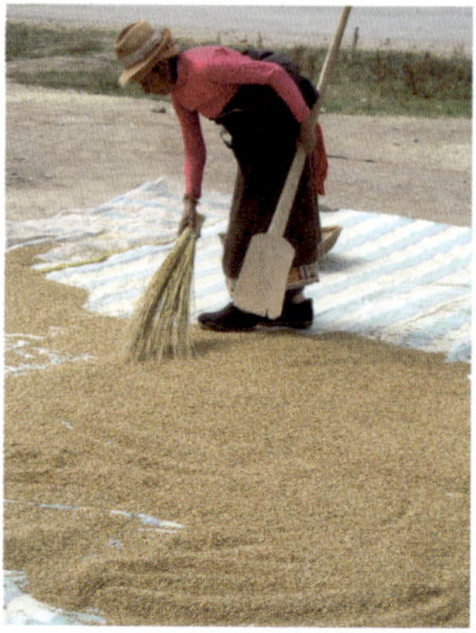

青稞是世界上麦类作物中含β-葡聚糖最高的农作物，β-葡聚糖含量是小麦的50倍，对结肠癌、心脑血管疾病、糖尿病有预防作用，同时具有提高人体免疫力、调节生理节律的作用。青稞的膳食纤维含量是小麦的15倍，对于清肠通便、清除体内毒素等有良好功效。青稞的支链淀粉含量很高，可抑制胃酸过多。青稞含维生素 B_1、维生素 B_2、烟酸、维生素E等营养成分。这些物质对促进人体健康发育均有积极的作用。青稞还含有多种有益人体健康的无机元素，如钙、磷、铁、铜、锌和微量元素硒等。硒是联合国卫生组织确定的人体必需元素，也是目前唯一认定的防癌、抗癌元素。

鉴赏品尝

低度青稞酒从外观上看有点像醪糟的颜色，稍微有点浑浊，因为是低度酒，口感上很柔和。笔者长期在香港居住，平时没有太多的机会品尝这种青藏特有的酒，继2009年8月在西藏品尝了糍粑和青稞酒之后，2012年9月，在甘肃省甘南藏族自治州夏河县又一次品尝了别有风味的青稞酒。因为是身临其境的体验，留下了深刻的印象。

藏族人好客，用青稞酒招待客人时，先在酒杯中倒满酒，端到客人面前，这时，客人要用双手接过酒杯，然后一手拿杯，另一手

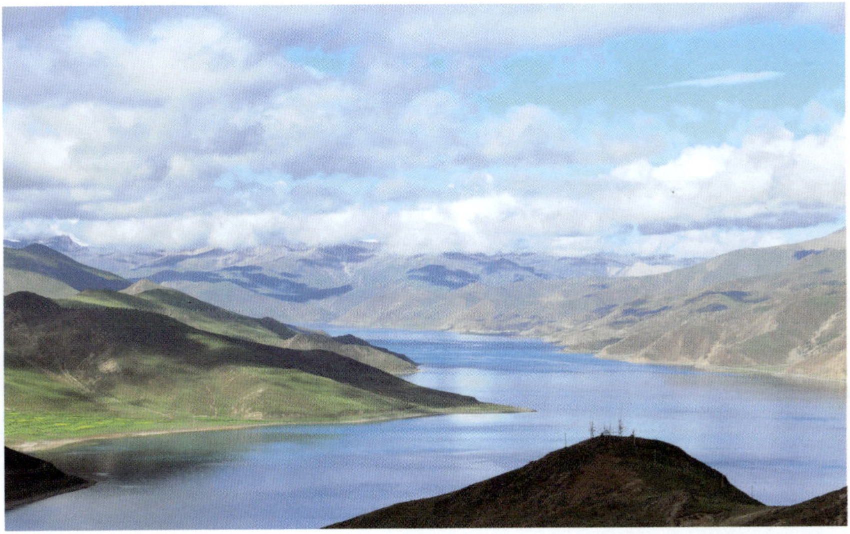

西藏羊卓雍措

的中指和拇指伸进杯子，轻蘸一下，朝天一弹，意思是敬天神，接下来，再来第二下、第三下，分别敬地、敬佛。这种传统习惯是提醒人们青稞酒的来历与天、地、佛的慷慨恩赐分不开，故在享用酒之前，要先敬神灵。

在喝酒时，藏族人民的约定风俗是：先喝一口，主人马上倒酒斟满杯子，再喝第二口，再斟满，接着喝第三口，然后再斟满。往后，就得把满杯酒一口喝干了。这样做，主人才觉得客人看得起他，客人喝得越多，主人就越高兴，说明主人的酒酿得好。

使用宜忌

青稞白酒属于高度酒，饮用时要特别注意控制酒量。过量饮用会加重痛风、高脂血症的病状，对内脏器官以及神经系统的毒性、成瘾性非常大，特别是对肝脏的损害最大。

TIPS

- 藏族人敬酒时，对男客用大杯或大碗，敬女客则用小杯或小碗。如果客人不能喝酒，可用环指蘸点酒，举手向右上方弹三下，主人就不会勉强。
- 劝酒时，经常要唱酒歌，歌词丰富多彩，曲调优美动人。谁来敬酒，谁就唱歌。祝酒歌词也可由敬酒的人随兴编唱。唱完祝酒歌，喝酒的人必须一饮而尽。

酒疗方

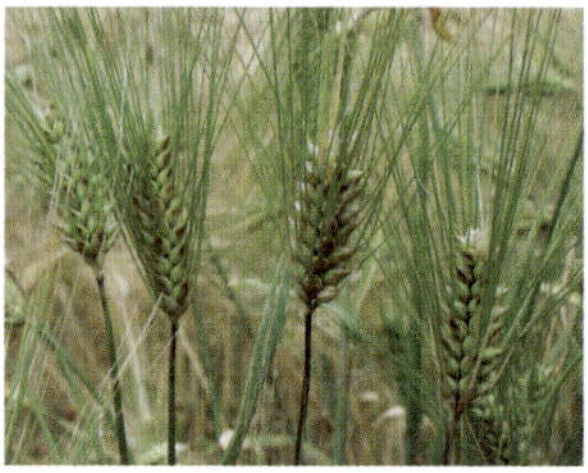

最近几年，一种新的啤酒——“西藏青稞啤酒”渐渐进入了人们的视野。特别是在上海世博会上的清新形象，得到了许多好评。这主要原因有四：其一，采用西藏当地无污染的优质矿泉水；其二，以极富营养价值的青稞为主要原料酿制；其三，具有降血脂、调节血糖、有益肠道、提高免疫力等保健功效；其四，汁液清澈透明、泡沫洁白细腻、口感纯正爽滑、具有独特的青稞麦芽香味。

西藏被认为是世界上最后一块净土，具有圣地好水得天独厚的优势，加上独一无二的西藏文化，使西藏青稞啤酒成为啤酒中的后起之秀。

研究发现，青稞啤酒中 β-葡聚糖含量也远远高于普通的麦芽啤酒，黄酮含量略高于普通的麦芽啤酒。

酒事知多点　青稞酒的种类

青稞酒主要有三个种类：青稞白酒、青稞啤酒、低度青稞酒。青稞白酒是指以青稞为主原料酿制而成的高度的青稞酒，酒精度数在 40 ~ 60 度；青稞啤酒是指以青稞为主原料酿制而成的啤酒，度数在 3 ~ 5 度，且含有二氧化碳气体。低度青稞酒同样是用青稞为主原料酿制而成，度数在3~5度，颜色微黄且不含明显的气体。

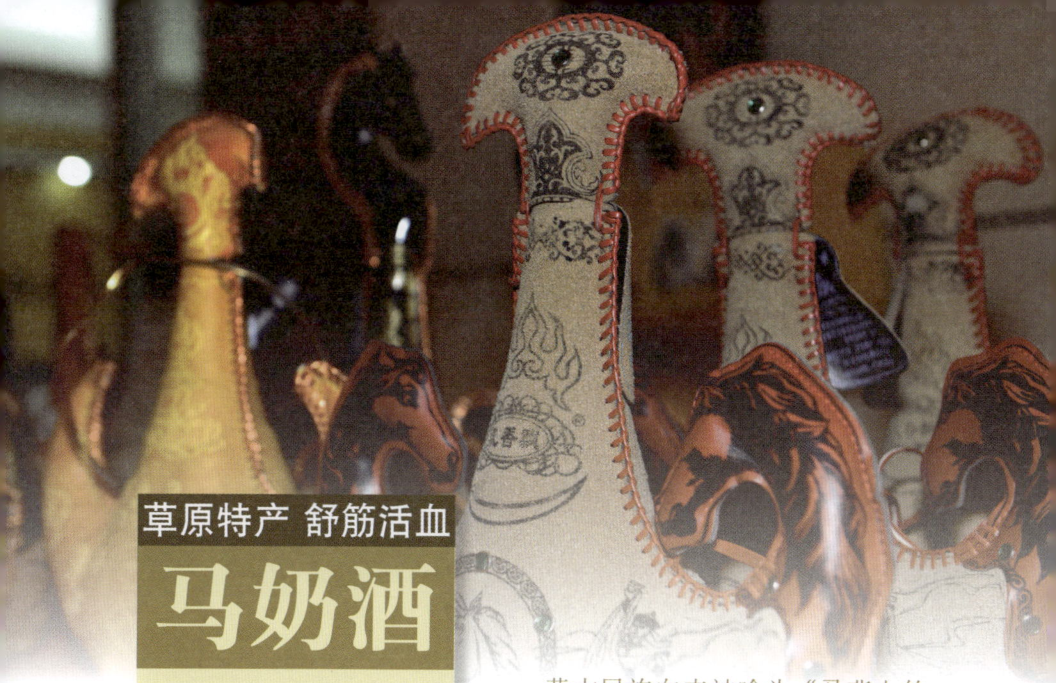

草原特产 舒筋活血

马奶酒

歌诀

鬃飞蹄跃草原鹰，
马背飘香蒙古情。
活血舒筋健脾胃，
颠簸岁月伴君行。

蒙古民族向来被喻为“马背上的民族”，而马奶酒是生活在草原上的蒙古人日常生活最喜欢的传统饮料。蒙古族酿制马奶酒的方法很特别。首先将刚挤的新鲜马奶液倒入木桶，用木棍上下翻搅，发酵变酸脱脂，把优酪乳液倒进铁锅内，点火升温，煮沸奶液。大量的水蒸气，通过冷却系统散出时，凝结了很多无色透明的蒸馏水，这就是马奶酒，初次提取的马奶酒，酒力不大，一般在 10 度左右。经过如此反复提取，其烈度最高可达 30 度。若将刚提取的奶酒舀进瓦罐，再在酒中放几片新鲜的芦苇叶，罐口加盖用黄泥密封，趁热把瓦罐深埋在湿土里。几年后，再启罐开封，那便是人间的酒中珍品了。

马奶酒味道酸辣，有舒筋活血、健胃等功效，曾为元朝时期宫廷和贵族的主要饮料。《马可·波罗游记》中写道，忽必烈在宫廷宴会上，把马奶酒盛在金碗里，款待有功文武大臣。蒙古族饮马奶酒有久远的历史，牧民们祖祖辈辈生活在草原，天天都离不开马奶酒。每逢盛夏，辽阔的草原上，到处都飘溢着马奶酒特有的清香。

马奶酒的个性

马奶酒一般呈半透明状，酒精含量比较低，不仅喝起来口感圆润滑腻、酸甜适口、乳香浓郁，而且和其他酒一样具有性温驱寒的特点。草原鲜奶杂质少，不含植物纤维，用其酿出的奶酒所含甲醇、异丁醇、异戊醇成分极低；铅、汞等重金属不足中国国家标准的十分之一。故而马奶酒堪称是“豪饮不伤身”的草原特产饮料。马奶酒采用蒙古骏马所挤取的鲜马奶作原料，保留传统的手法在一种名为“萨巴”的马皮容器中酿制，常饮具有润燥补血、活血舒筋、健胃补肾等功效。

营养分析

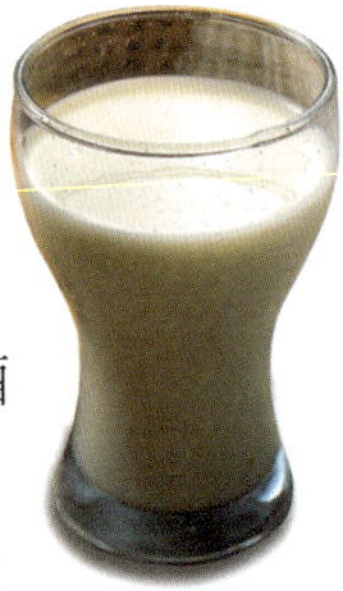

马奶酒中含有多种营养成分，如糖、蛋白类、脂肪、维生素等，特别是马奶中维生素 C 的含量比牛奶高，而脂肪却不如牛奶多，不饱和脂肪酸和低分子脂肪酸均比牛奶高 4 ～ 5 倍。鲜马奶酿制马奶酒后，糖分由 6.7% 锐减到 1.4% ～ 4.4%。此外，还含有氨基酸、乳酸、酶和矿物质，以及芳香性物质和微量的酒精等。马奶酒性轻而温，味甘中有酸，微涩。具有帮助消化、调理体质、柔软皮肤、活血化瘀、改善睡眠、解毒、补血等功效。对胃液减少症、黏膜炎、胃溃疡、糖尿病、月经不调、肝病、水肿、坏血病、心脏病、高血压以及神经衰弱等疾病有明显疗效。

鉴赏品尝

奶酒是一种很特别的酒，原料是新鲜的奶。因为奶的种类不同，酒的味道也有区别。牛奶是大家最为熟悉的，也是最常用的。曾经在行山归来的路上，和一些学生去过一家位于乡间的自制奶制品（比如新鲜的牛奶、优酪乳等）作坊兼售货店。那种新鲜出售的和超市买的奶制品相比，确实不一样。

令人称奇的是，在香港，还可以喝到新鲜的羊奶，是一些自己养羊，只提供很少量的羊奶的私家生意。不过，动物奶中，要数驼奶口感最香、最浓。除了富含维生素 C 以外，驼奶还含有大量人体所需的不饱和脂肪酸、铁和维生素 B。曾经在迪拜（Dubai）喝过驼奶，可能因为喝惯了“高钙低脂”的牛奶，第一次喝驼奶时，我和几位朋友都异口同声地赞叹：“真好喝！”那浓、那香，均非牛奶可比。

汉族和其他少数民族中，也有许多人喜爱马奶酒。据《湛然居士文集·卷四》记载，契丹人耶律楚材（辽太祖耶律阿保机九世孙）曾写诗，向蒙古族朋友索要马奶酒。有人从他写的诗推测，耶律楚材索要马奶酒，主要是为了治疗糖尿病。他得到马奶酒后非常兴奋，并给友人写了一首感谢诗。

在草原上，喝酒是有歌声陪伴的。当你走进蒙古包后，热情好客的蒙古人便会将美酒斟在银碗或金杯中，托在长长的哈达上，唱起动人的敬酒歌，以表达自己的诚挚之情。还有那别有民族风格的敬酒礼仪，美妙的歌声，真诚的笑脸，真让人盛情难却。这时，最礼貌的回应就是接过酒，然后能饮则饮，不能饮品尝少许。

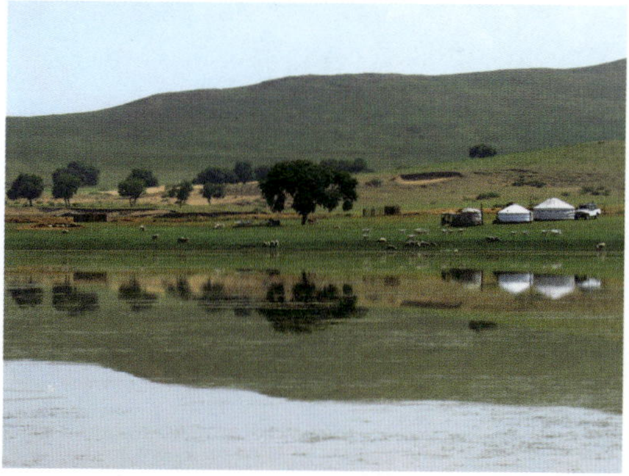

早年酿制奶酒的原料是马奶，当今也有用牛奶、驼奶和羊奶酿制的奶酒。奶酒不仅是一种高尚圣洁的饮料，并且具有祛病医疾的功能。《蒙医药典》曰：“马奶酒味酸、甘、涩。有驱寒、舒筋、活血、补肾、消食健胃等效用。”

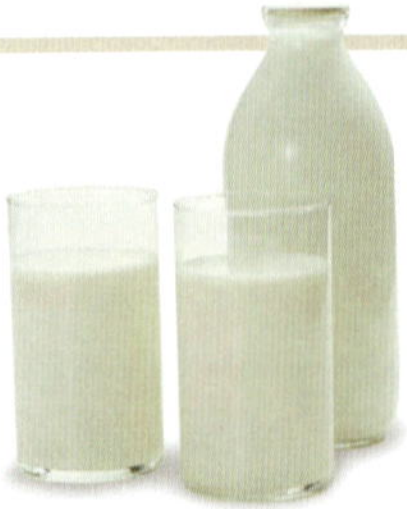

常见动物乳性味、功效及适应证一览表

名称	药用部位	性味	功效	适应证
牛乳	为牛科动物黄牛或水牛的乳汁	味甘，性平	补虚损，益肺胃，生津润燥	虚弱劳损、消渴便秘、皮肤干燥等病症
马乳	为马科动物的乳汁	味甘，性凉	补虚润燥，清热止渴	体弱病多者及血虚烦渴、虚劳骨蒸、痈疮等病症
驼乳	为驼科动物双峰驼的乳汁	味甘，性凉	补中益气，滋阴壮阳，强筋壮骨	久病体弱、慢性肝炎、肺结核、胃溃疡和炎性伤口
羊乳	为牛科动物山羊或绵羊的乳汁	味甘，性温	补虚损，润五脏	久病虚损、体弱羸瘦、肺痨咯血、产妇亏损、消渴、呕逆、便秘等病症

动物乳还可以制成各种乳制品，例如，酥（酥油），为牛乳或羊乳经提炼而成的含油脂的乳制品。味甘，性微寒。具有补五脏、益气血、止渴、润燥等功效。适用于阴虚劳热、肺痿咳嗽、吐血、消渴便秘、肌肤枯槁、口疮等病症。还有酪，为牛、马、羊等乳汁炼制含油脂发酵的乳制品。味甘、酸，性平。具有补肺润肠、养阴止渴等功效。适用于虚热、烦渴、肠燥便秘、肌肤枯涩、隐疹搔痒等病症。

使用宜忌

发酵型奶酒属于低度酒，酒精度不高于 18 度。蒸馏型奶酒是在发酵的基础上，通过加热提纯，损失了绝大多数的营养物质，酒精度较高，在 19 ～ 48 度。奶酒可以加咖啡，成为美味的咖啡奶酒；可以加各种果汁，如草莓汁、葡萄汁、橄榄汁等，成为果汁奶酒；可以和其他白酒加冰后一起饮用，冰凉爽口，适宜夏季饮用。还可以任意调配为多款鸡尾酒。奶酒醇香浓烈，营养丰富，饮之兴奋不易醉，但过量则又不易解。

TIPS

- 适宜饮用温度为5 ～ 16℃，冰饮口感更佳。根据个人情况适量饮酒，建议饮用量为每次125毫升以下。因发酵的马奶酒含丰富的氨基酸、维生素，容易分解氧化，应避光保存。在保质期内早饮为好，最好是即开即饮，打开之后没有喝完就需要及时扣盖并冷藏，冷藏7天为宜，这样才能防止酒内的营养物质减少并确保饮用的口感与品质。

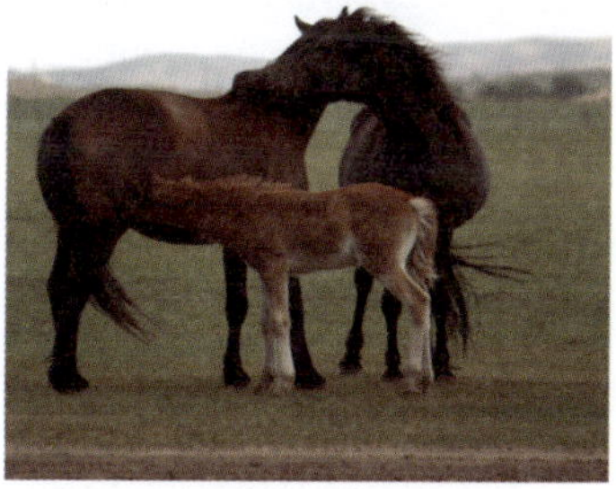

酒事知多点　马奶酒的酿制方法

约翰·普兰诺·加宾尼在他的《蒙古史》中对酿制马奶酒作了具体的描述：把马奶倒入一只大皮囊里，然后用一根特制的棒开始搅拌，这种棒下端像人头那样粗大，并且是挖空了的。当他们很快地搅拌时，马奶开始发出气泡，像新酿的葡萄酒一样，并且变酸和发酵。他们继续搅拌直至能提取奶油。这时，他们尝一下马奶的味道，当它相当辣时，就可以喝了。这种方法，据说最早是由于牧民在远行或迁徙时，为防饥渴，常把鲜马奶装在皮囊中随身携带而产生。由于他们整日骑马颠簸，使皮囊中的奶颤动撞击，变热发酵，成为甜、酸、辣兼具，并有催眠作用的马奶酒。

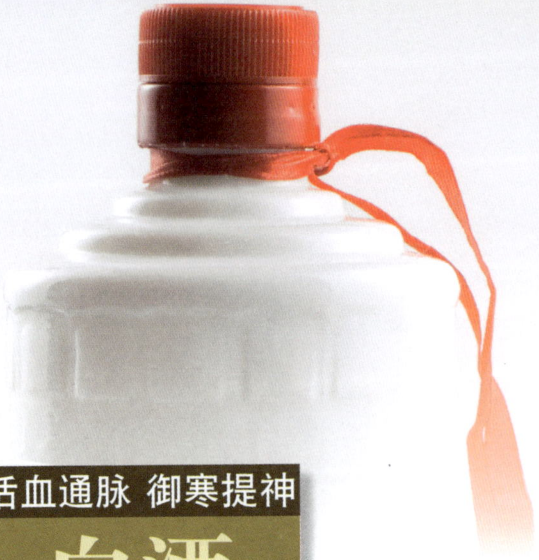

活血通脉 御寒提神

白酒

歌诀

清澈芳浓回味长，
金盅银盏换朝纲。
举杯对月开怀饮，
垂首空思落难殇。

白酒，英文是Chinese spirits，可见是中国特有的，为一种蒸馏酒，又名烧酒、白干儿。是指以曲类、酒母为糖化发酵剂，利用淀粉质（糖质）原料，经蒸煮、糖化、发酵、蒸馏、陈酿和勾兑而酿制成的各类白酒。明代药物学家李时珍在《本草纲目》中记载：“烧酒非古法也，自元时始创，其法用浓酒和糟入甑（指蒸锅），蒸令气上，用器承取滴露，凡酸败之酒皆可蒸烧。近时惟以糯米或黍或秫或大麦蒸熟，和曲酿瓮中十日，以甑蒸好，其清如水，味极浓烈，盖酒露也。”中国白酒以其丰富多彩的香型风格闻名于世，而其特殊的生产工艺在世界酿造业中更独树一帜。

高粱是生产白酒的主要原料。高粱白酒以其色、香、味和风格展现了中国酒文化的深厚底蕴。各种粮食酒都带有粮食品种特有的味道，如米酒就有一些米糠味，经过几千年的摸索，中国人发现只有高粱酿造的酒没有任何干扰味道。因此，中国的著名白酒都主要是用高粱酿造的，习称“高粱白酒”。很多人都喜欢用白酒和一些药材等泡在一起，也就是所谓的药酒了。一般而言，泡药酒最好是用浓度较高的高粱酒。

高粱坚实，有红、黄白两种。红高粱粒大，黄白者坚实。其中性黏者，可和糯米酿酒作饵；不黏者，可做糕煮粥。且高粱的谷壳，浸水色红，可用作酿制红色酒的色素。著名诗人陆游的诗句：“鹅黄名酿何由得？且醉杯中琥珀红”，就是对糯高粱红酒的赞赏。

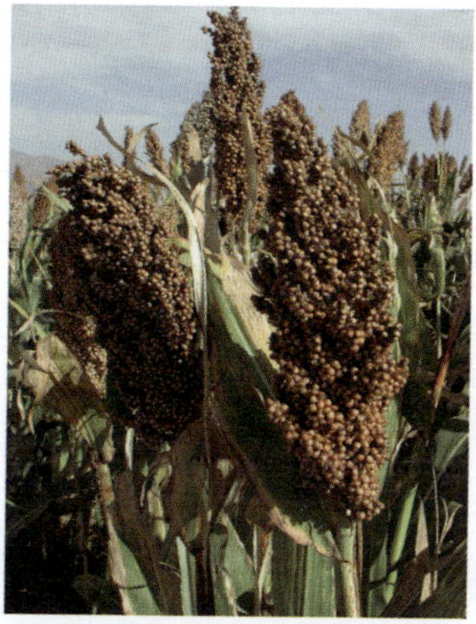

白酒的个性

酒液清澈透明，质地纯净、无浑浊，口味芳香浓郁、醇和柔绵、刺激性较强，饮后余香，回味悠长。酒精含量较高，经贮存老熟后，具有以酯类为主体的复合香味。不同地区的名酒各有其突出的独特风格。优质白酒必须有适当的贮存期，泸型酒至少贮存 3 ~ 6 个月，多在 1 年以上；汾型酒贮存期为 1 年左右，茅型酒要求贮存 3 年以上。高度白酒的酒精度多在 55 度以上，一般不超过 65 度；低度白酒的酒精度一般在 38 度，也有 20 多度的。

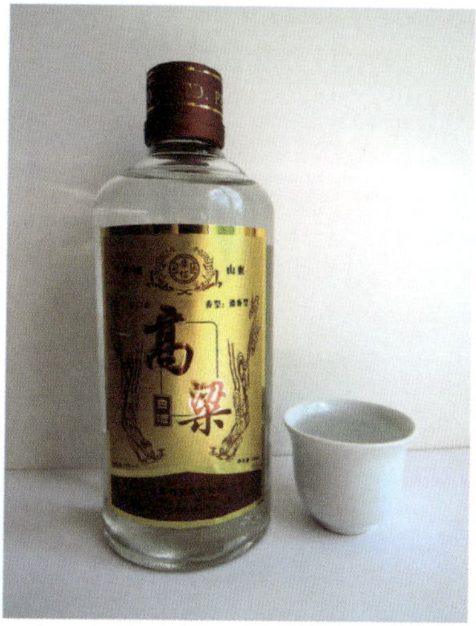

“高粱白酒”具有酒体晶莹醇厚，香气悠久，味醇厚，口感清香绵长，各味谐调，恰到好处，酒味全面的独特风格。正是：

独步全球享盛名，
风姿特立中国行。
殷红热血化龙骨，
赤胆忠心黄土情。

营养分析

白酒不同于黄酒、啤酒和果酒，除了含有极少量的钠、铜、锌之外，几乎不含维生素和钙、磷、铁等。传统中医认为，白酒有活血通脉、助药力、增进食欲、消除疲劳、陶冶情操、使人轻快并有御寒提神的功能。饮用少量低度白酒可以扩张小血管，促进血液循环，延缓胆固醇等脂质在血管壁的沉积，对循环系统及心脑血管有利。35 岁以上的男性和过了绝经期的妇女，每隔 1 日喝 1 小杯白酒，对防治心血管疾病有一定的辅助作用。

粳型高粱含直链淀粉较多，糯型高粱含支链淀粉较多，但糯型高粱比粳型高粱更容易蒸煮糊化。高粱籽粒中含 3%左右的单宁和色素，其衍生物可赋予白酒特有的香气。

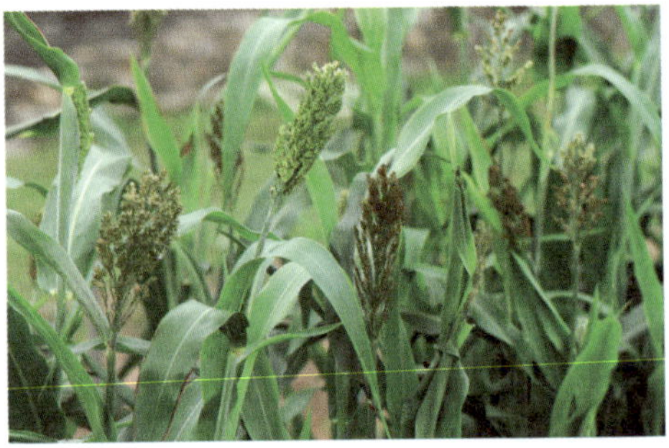

鉴赏品尝

虽然中国早已利用酒曲及酒药酿酒，但在蒸馏器具出现以前还只能酿造酒精度较低的果酒或黄酒。用酒曲及酒药酿出的酒再经过蒸馏，可以得到酒精度较高的蒸馏酒，即中国白酒。白酒的主要成分是乙醇和水，而溶于其中的酸、酯、醇、醛等种类众多的微量有机化合物（占总量的 1% ~ 2%）。虽没有多少营养，只是作为白酒的呈香呈味物质，却决定着白酒的风格和品质。中国的白酒分为 7 种香型：酱香型（又称茅香型），清香型（又称汾香型），浓香型（又称泸香型、窖香型），米香型，凤香型，兼香型，其他香型。

TIPS

- 值得一提的是，节假日是人们喝名酒的高峰期，某些健康人在一次大量饮酒后可出现心律失常，由于多发生在节假日大量饮酒后，故将这种综合征称为“假日心脏病”，系由酒精作用和交感神经兴奋所引起，停止饮酒后可逐渐恢复正常。

从酒精的代谢规律看，最佳佐菜当推高蛋白和含维生素多的食物，如吃一些新鲜蔬菜、鲜鱼、瘦肉、豆类、蛋类等。因为酒精经肝脏分解时需要多种酶与维生素参与，酒的度数越高酒精含量越大，所消耗的酶与维生素也就越多，故应及时补充。喝酒时进食在胃中及肠中的食物，会使酒精被吸入血液的速度减缓。

酒为谷物酿造之精华，故能补益肠胃。但品饮时，宜少不宜多，宜慢不宜快。研究证实，少量饮酒可以显著改善老年人的衰老症状，例如改善睡眠、食欲、体力、畏寒肢冷和性功能等。少量饮酒精含量较低的酒（10%左右），可使唾液、胃液分泌增加，促进胃肠消化和吸收。中等量的酒精可促进血液循环、扩张皮肤血管，故常致皮肤红润而有温暖感，但不能持久，最终是使热量耗散。酒喝得愈慢，酒精的影响力愈小。

使用宜忌

宜晚忌晨

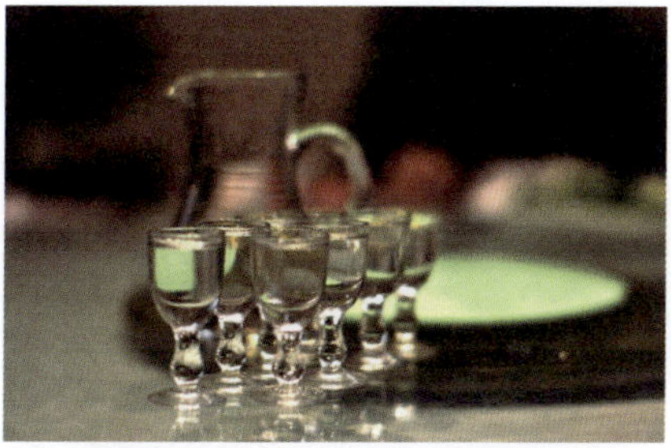

早晨和上午不宜饮酒，尤其是早晨最不宜饮酒。所谓“晨酒晚茶”为养生之大忌。因为上午胃分泌的分解酒精的酒精脱氢酶浓度最低，在饮用同等量的酒精时，更多地被人体吸收，导致血液中的酒精浓度较高，对人的肝脏、脑等器官造成较大伤害。

宜佐菜，忌空腹

当空腹饮酒时往往会导致血液中酒精浓度急剧升高，对人体的危害较大。而在饮酒时选择理想的佐菜，不仅能满足饮酒者的口感，而且还能使心情舒畅，化害为益。饮酒同时吃些蔬菜，也可减轻肝脏负担。醋拌凉菜以及水果都是很好的选择。人体肝脏每天能代谢的酒精约为每千克体重 1 克。若饮酒时胃内没有食物，缺乏维生素，水分又摄取不够，均会加速肝脏的损坏。

孕妇忌

妇女在怀孕期，哪怕是少量的酒精都会对胎儿造成无可弥补的伤害。所以，女性在怀孕时应忌白酒。

患者忌

湿热或痰湿蕴结、失血、阴虚、痔疮患者忌饮度数较高的白酒。神经、精神病，高血压、动脉硬化，肝炎、肝硬化，以及肺结核等患者也忌。

药物忌

饮白酒前后不能服用各种镇静类、降糖类、抗生素和抗结核类药物，否则会引起头痛、呕吐、腹泻、低血糖反应甚至死亡。

酒事知多点

高粱酒辟恶之效

高粱酒能杀虫驱邪、辟恶逐秽。《博物志》有一段记载：“王肃、张衡、马均三人冒雾晨行。一人饮酒，一人饮食，一人空腹；空腹者死，饱食者病，饮酒者健。”这表明“酒势辟恶，胜于作食之效也”。

酒疗方

祛寒疏导：酿酒的材料不同，所以酒的种类就有很多，其性味功效大同小异。一般而论，酒性温而味辛，温者能祛寒、疏导，辛者能发散、疏导。所以，高粱酒能疏通经脉、行气和血、除痹散结、温阳祛寒、疏肝解郁、宣情畅意。

行药势：酒可以使药力外达于表而上至于颠，使理气行血药物的作用得到较好的发挥，也能使滋补药物补而不滞。

助析出：白酒是一种良好的有机溶媒，大部分水溶性物质及水不能溶解、需用非极性溶媒溶解的某些物质，均可溶于酒精之中。中药的多种成分都易于溶解于酒精之中。酒精还有良好的通透性，能够较容易地进入药材组织细胞中，发挥溶解作用，促进置换和扩散，有利于提高浸出速度和浸出效果。

特殊功效

减痛：不慎将脚扭伤后，将温白酒轻轻涂于伤处，能舒筋活血，清除疼痛。

去腥：手上沾有鱼虾腥味时，用少许白酒清洗，即可去掉腥气味。

除腻：在烹调脂肪较多的肉类、鱼类时，加少许白酒，可使菜肴味道鲜美而不油腻。

消苦：剖鱼时若弄破苦胆，立即在鱼肚内抹一点白酒，然后用冷水冲洗，可消除苦味。

减酸：烹调菜肴时，如果加醋过多，只要再往菜中倒些白酒，可减轻酸味。

去泡：因长途行走或因劳动摩擦手脚起泡时，临睡前把白酒涂于起泡处，次日晨可去泡。

增香：往醋中加几滴白酒和少许食盐，搅拌均匀，既能保持醋的酸味，又能增加醋香味。

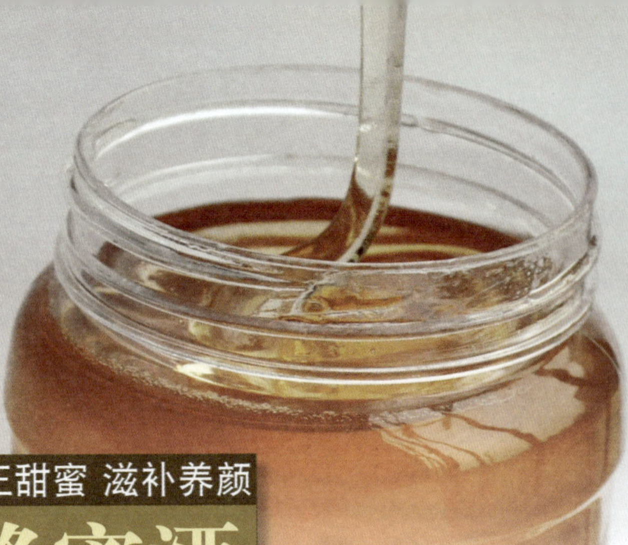

纯正甜蜜 滋补养颜

蜂蜜酒

歌诀

皇浆玉液浸欧风，
陈酿开瓶香满城。
公主不堪珠宝冷，
新郎蜜酒诺终生。

蜂蜜酒，顾名思义，是一种以蜂蜜为原料酿成的低酒精饮料。将蜂蜜加水稀释，经过发酵生成酒精而制成。蜂蜜中含有极高的糖分，极高的渗透压使微生物难以繁殖。将蜂蜜以水稀释后，糖分的浓度下降，酵母菌能够在适宜的渗透压下繁殖，开始发酵。即使只是以水稀释蜂蜜，也可以使空气中落入蜂蜜中处于休眠状态的天然酵母繁殖发酵。但是人工加入酵母菌可以减少失败的机会。

蜂蜜酒的个性

蜂蜜为蜜蜂科昆虫中华蜜蜂等所酿的蜜糖。味甘，性平。具有补中润燥、缓急解毒等功效，适用于肺燥咳嗽、肠燥便秘、胃腹疼痛、病后虚弱、小儿营养不良、老年体衰等病症。

蜂蜜酒蜜香纯正，甜酸适中，既保留了原料蜂蜜的营养成分，同时由于微生物的作用，又提升了氨基酸、维生素含量，大大提高了其营养和保健价值。蜂蜜酒在酿造时，糖分控制在4%以下，称之为蜂蜜干酒；糖分在5%以上，就酿成甜蜜酒。在4%～5%就称为蜂蜜半干酒。

营养分析

蜂蜜是一种营养丰富的天然食品，也是最常用的滋补品之一。蜂蜜是由单糖类的葡萄糖和果糖构成，可以被人体直接吸收，而不需要酶的分解。蜂蜜比蔗糖更容易被人体吸收，对妇、幼特别是老人更具有良好保健作用，因而被称为“老人的牛奶”。据分析，蜂蜜含有与人体血清浓度相近的多种无机盐和维生素、铁、钙、铜、锰、钾、磷等多种有机酸和有益人体健康的微量元素，以及果糖、葡萄糖、淀粉酶、氧化酶、还原酶等，具有滋养、润燥、解毒、美白养颜、润肠通便之功效，对少年儿童咳嗽治疗效果很好。蜂蜜除了作为营养滋补品、药用和加工蜜饯食品及酿造蜜酒之用，也可以代替食糖作调味品。

鉴赏品尝

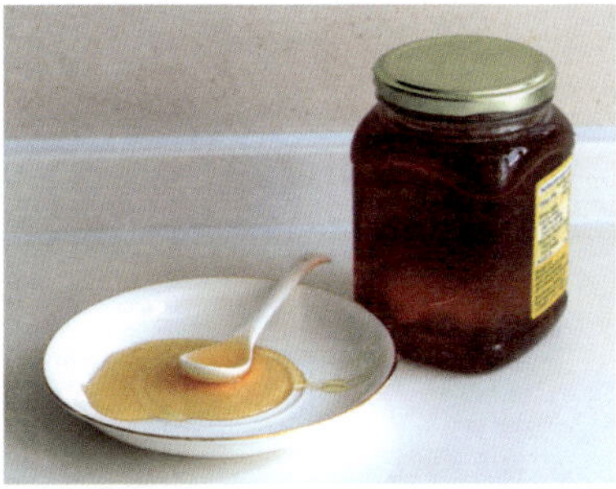

中国蜂蜜酒始见于公元前780年周幽王宫宴中，这是在“猿酒”的启发下试酿成功的。传说猿猴所造之酒，实际上是其吃剩的果子经发酵而成，名猿酒。到了唐代，药学家苏恭从酿造中得出了“凡作酒醴须曲，而葡萄、蜜等酒独不用曲”的自然发酵的经验。孟诜在《食疗本草》中也阐述了蜂蜜酒的食疗价值。宋代寇宗奭也提到了治病方法中用过蜂蜜酒。明代李时珍的《本草纲目》把蜂蜜酒列为专条，引证了唐代孙思邈用蜂蜜酒治风疹、风癣等疾病，并提供了蜂蜜酿酒的经验方。

蜂蜜酒具有营养健身、滋补强体、保健美容、延缓衰老的特征，对失眠、健忘、精神不振和性功能衰退等病症有疗效。对胃肠慢性病、慢性支气管炎和哮喘等痼疾，亦有良好作用。特别是具有强体美容等作用，能使皮肤红润，增强对感冒等外感病的抵抗力。

蜂蜜酒天然、绿色、健康的特点与现代人，特别是上班族女性们饮低度酒、追求健康的趋势极为贴近。蜂蜜酒还特别适宜老年人饮用。因为老年人器官功能减退和新陈代谢能力逐渐降低，适量饮用低度酒，可和血行气、壮神御寒，颇有益处。每每细品小酌，不但使人神怡气舒，还能增加胃液分泌，促进食物的消化吸收，又可扩张小血管改善血液循环。

使用宜忌

据说，在中世纪的欧洲。新婚夫妇在家里 1 个月不外出，新娘制作蜂蜜酒给新郎喝。传说蜂蜜酒可以强壮身体，提高生育品质。因为“蜂蜜的 1 个月” = “蜜月”，便产生了蜜月（honey moon）这个词语。而且，新婚旅行（蜜月）即来源于蜂蜜酒。但是，蜂蜜酒毕竟是酒，生育期的男女最好忌之。

酒事知多点

苏东坡与蜂蜜酒

神宗元丰三年（1080），苏东坡因“乌台诗案”贬谪黄州（今湖北黄冈）任团练副史时，是一个“不得签书公事”的无事官。他在清闲时，得西蜀道人杨士昌酿酒的秘方，亲自酿出了“开瓮香满城”的蜂蜜酒，写下了令人欲醉的“蜜酒歌”。并题诗云：“巧夺天工术已新，酿成玉液长精神。迎宾莫道无佳物，蜜酒三杯一醉君。”与他相交的秦少游饮过他的蜂蜜酒后，曾发感慨：“酒评功过笑仪康，错在杯中毁万粮。蜂蜜而今酿玉液，金丹何如此酒强。”

酒疗方

蜂蜜糯米酒

配方：蜂蜜 1200 克，糯米 120 克，干曲 150 克，冷开水 1500 毫升。

制法：将糯米蒸煮至半熟，沥干；加入蜂蜜、曲和水，一同盛瓷罐内密封、陈酿。

功效：美容养颜、补肾养胃。长期饮用能促进睡眠和新陈代谢，因此有延缓衰老功效。

用法：适合佐餐饮用，每日 150 ～ 200 毫升。

蜂蜜酒

配方：蜂蜜 1500 克，红曲 25 克。

制法：将蜂蜜加水 500 毫升，加红曲入内，拌匀，装入干净瓶中，用牛皮纸封口，发酵 1 个半月即成。过滤去渣，即可饮用。

功效：美容养颜、补益滋养，并对一些慢性病有辅助治疗作用。

适用：对患有神经衰弱、失眠、性功能减退、慢性支气管炎、高血压、心脏病等慢性疾病患者，大有裨益。

用法：不拘时，适量饮服。

TIPS

- 随着人们越来越崇尚个性化的生活方式，女性饮酒的人数也在不断增加，很多女士开始懂得全方位地享受生活，于美酒佳酿中感受一番别样的陶醉。很多女士经常参加各种宴会、婚庆、聚餐，她们中多数可能不善于饮用烈性酒，所以蜂蜜酒是非常好的选择。

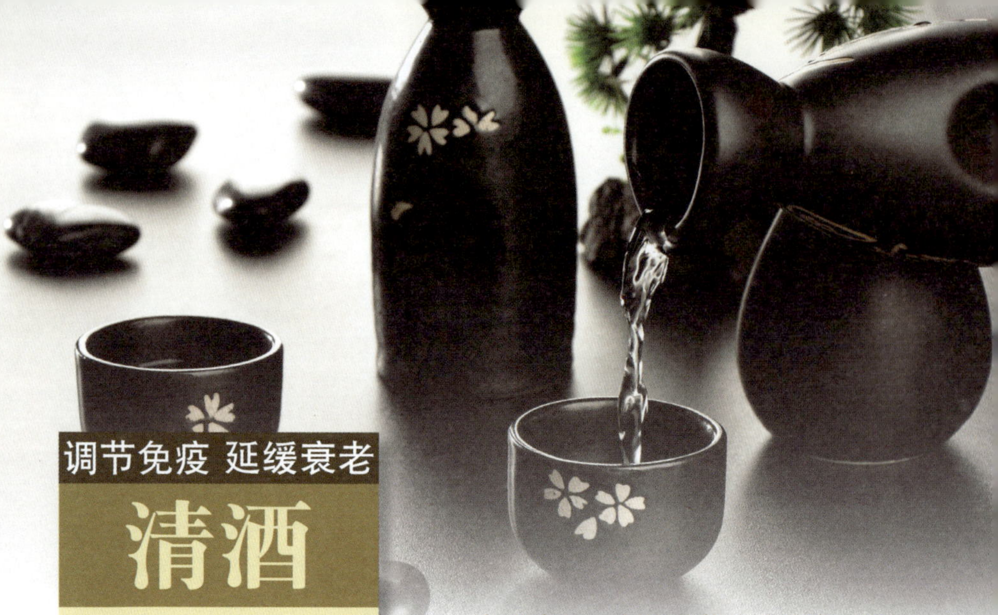

调节免疫 延缓衰老

清酒

歌诀

古风醇厚祭钵衣，
清亮透明五味奇。
兴盛千年源自谷，
阳春万载凤来仪。

谈到清酒，人们可能会立即想到日本的清酒，其实，清酒在中国兴盛千年之久，其崇高的地位和独特风格不仅被载入各种典籍文献，而且对周边邻国包括日本的饮食文化和酿酒都产生了重大影响。

清酒一般以谷粟（小米）遵古法发酵酿造，酒液金黄透明，酸甜爽口，醇厚优雅，酒精度在 12% ~ 16%。在公元 400 年左右，清酒酿造技术传入日本，使之成为日本的国酒，从日本文献《播磨国风土记》载日本清酒出现的年代算起，比中国清酒至少晚了千年以上。清酒虽然起源于中国，但是中国自己品牌的清酒却很少。特别是在香港的各大超市中，日本清酒几乎主导了整个清酒货架。这样的情况也见于梅酒等一些世界著名的酒。

清酒的个性

自古有之，源于中国，历史悠久。《周礼》《诗经》均有记载。《周礼·天官·酒正》：“辨三酒之物，一曰事酒，二曰昔酒，三曰清酒。”为不同的酒类。清酒色泽呈淡黄色或无色，芳香宜人，口味纯正，绵柔爽口，其酸、甜、苦、涩、辣诸味谐调，具有多种天然营养成分，同时还保留了北方小米特有的醇厚香味和清澈透明色泽等特点，是营养丰富的饮料酒。

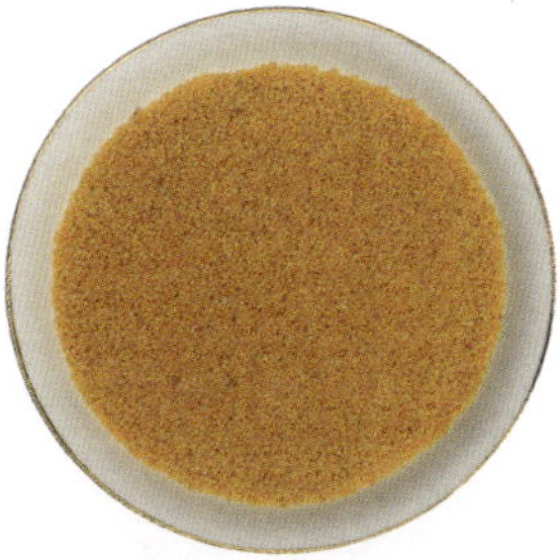

营养分析

经国家食品品质监督检验中心证实，清酒属纯天然发酵制品，含有17种以上的氨基酸，其中包括8种人体必需氨基酸。清酒从原料的酵母代谢中得到丰富的水溶性维生素，有维生素 B_1、维生素 B_2、维生素E，还有维生素C、胆碱、叶酸等。清酒从小米和矿泉水中得到矿物质，含有钙、镁、铁、锌、磷，还有硒、锶、硅、锂等。锌是人体酶的活性成分，是动植物生长发育不可缺少的微量元素，被称为“生命之花”。

鉴赏品尝

在众多的清酒商品中，也可以见到“浊酒”的字样。何为清酒？何为浊酒？浊酒，即相对于清酒而言的酒类。清酒醪经压滤后所得的新酒，静止1周后，抽出上清部分，其留下的为白浊部分。顾名思义，因酒态呈浑浊状，名浊酒。现代意义上的浊酒多指日本清酒。因其压榨之时，采用相对稀疏的过滤纸过滤，于是酒醪中相对细微的白色发酵物随其酒液渗透下来，这样采集而成的便是浊酒。让它沉静几小时，这些细微白色发酵物会再次沉淀下来。所以，饮用浊酒之前，要求将酒瓶摇晃数次，使其均匀，方可品尝到真正的浊酒风味。

正是：

混沌宇宙送阳夕，降浊升清顿释时。

睿醪仙人遗哲理，吟哼三酒进瑶池。

使用宜忌

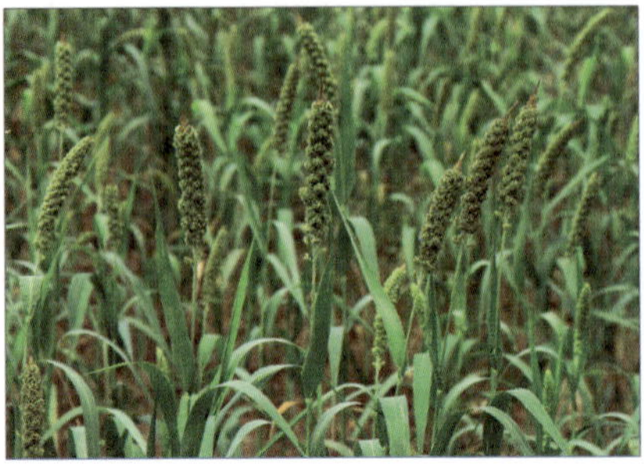

虽然清酒和浊酒的度数一般都不高，但短时间大量饮用，也可导致酒精中毒，轻者烦躁多语、恶心呕吐，重者昏睡、昏迷、面色苍白、呼吸缓慢、脉快而弱；长期较大量饮用，也可造成慢性酒精中毒，出现智力减退，精神淡漠，并可引起维生素缺乏，出现慢性胃炎，心、肝、肾的变性，以及神经炎、肝硬化等疾病。

酒疗方

清酒可促进血液循环、美肤、对外伤发炎也有治疗作用。清酒还有强精固精的作用。清酒中含有多种抗氧化物质，如从原料小米中得到的多酚，以及酵母分泌的谷胱甘肽。谷胱甘肽可以消除人体的氧自由基，是公认的延缓衰老的有效物质。另外，清酒中维生素 E、维生素 C 也是去除氧自由基的有效物质。

酒事知多点

三酒五齐

酒有三酒五齐之分。三酒：事酒，有事而饮也；昔酒，无事而饮也；清酒，祭祀之酒（黄现璠《古书解读初探》）。事酒为因事之酿，时间很短；昔酒是可以短时储藏之酒，稍醇厚一些；清酒则冬酿夏熟，为当时酒中之冠。五齐：是五种不同成色的酒，为泛齐、醴齐、盎齐、缇齐、沉齐。泛齐为酒糟浮在酒中，醴齐是滓、液混合，盎齐是白色之酒，缇齐是丹黄色之酒，沉齐是酒的糟、渣下沉。

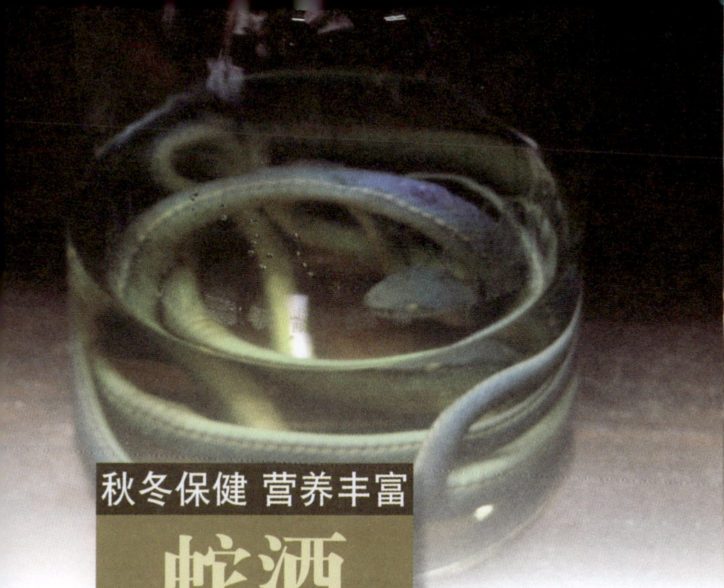

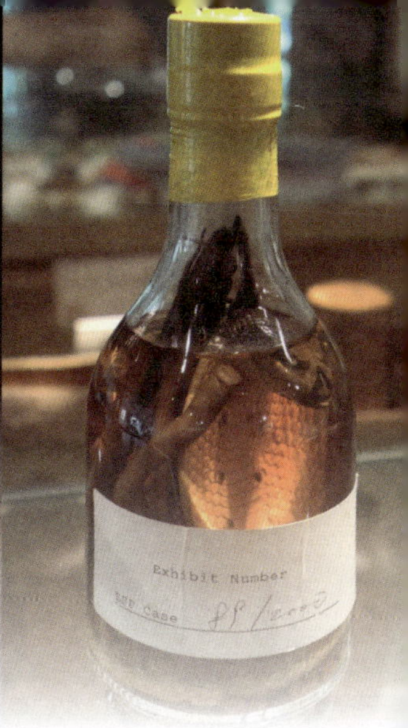

秋冬保健 营养丰富

蛇酒

歌诀

南国香醪天恩来，
秋叶寒霜落满怀。
通络搜风能祛瘴，
三杯羹酒敬英才。

在中国，食蛇始于南方，特别是广东人历来有秋冬季节食蛇的习俗，闻名全世界，也是季节饮食养生最好的选择之一。正如那首流行的《食蛇进行曲》所言：“秋风起矣，三蛇肥矣，滋补其时矣。”即指进入秋冬季节是食蛇的好时候，蛇段可以打边炉（火锅）、椒盐和卤水，还有凉拌蛇皮也非常爽脆，拌着辣椒丝和芹菜吃开胃无比。民间食蛇，最负盛名的是将“三蛇”之肉煮成羹，名为“三蛇羹”。倘若是“五蛇”配合一起烹制成羹食用，其治病补体的效果更佳。

在中国有悠久的食蛇历史。蛇肉可食可药，味道鲜美，营养丰富。然而，蛇的食用，最早是作为药用的。《山海经 · 海内南经》记述蛇时说：“君子服之，无心腹之疾。”可见远在公元前四、五百年前，古人就知道食蛇治病。在医学古籍中，有许多关于蛇的食用方法和保健治疗功效的记载。中国最早的饮食疗法专着《食疗本草》中记载的蛇肉为蟒蛇科动物蟒蛇的肉，又名蚺蛇肉，味甘，性温，具有祛风、杀虫的功效。李时珍在《本草纲目》提到：蛇可“除手足风痛，杀三虫，去死肌，皮肤风毒疠风，疥癣恶疮。”

中医作为药用时以白花蛇或乌梢蛇为主，主要取其祛风通络定惊的功效，多用于风湿痹痛、惊痫、皮肤疥癣等症，至今临床上仍常在中药处方中配伍应用。近年有用蛇肉治疗类风湿关节炎取得一定疗效的报道。民间在夏天给小儿喝水蛇肉汤，可清风热，预防痱子或减轻其瘙痒。

蛇酒的个性

所谓蛇酒，就是将蛇与酒合理配伍，蛇借酒性，酒助蛇力，两者合一更可加强功效。蛇酒具有祛风活络、行气和血、滋阴壮阳、祛湿散寒等功效。适用于风湿、类风湿、类风湿关节炎、强直性脊椎炎、四肢麻木、关节炎、筋骨疼、肩周炎、腰腿疼痛、口眼歪斜、无名疼痛等症状。浸泡地道的蛇酒成品透明、色呈淡黄、气味略带芳香及蛇腥气，味腻清润微涩。不含激素，无任何依赖性，是防病治病养生健体的一种纯天然、性能独特的功能型酒。饮用后吸收极为迅速，能较快地发挥效果。饮用蛇酒既没有饮用中药汤剂之药味苦涩，又没有饮用白酒时的辛辣呛口感觉，故有“天赐良药”之美称。

营养分析

讲究食蛇的人并不完全是为了口福，而是由于蛇的营养价值高，以及治病补身诸多原因。现代研究证明，蛇肉含有丰富的蛋白质、矿物质和氨基酸。中医认为，蛇具有驱风活血、除痰去湿的功效。适合于关节炎及皮肤病患者食用。蛇的种类不同，保健治疗功效也各有侧重，例如，眼镜蛇的效用是强腰补肾；过树榕食之有健脑补脑等功效；金环蛇抗病毒性强，可祛风除湿；白花蛇能清血毒，是中国著名的药膳蛇。

鉴赏品尝

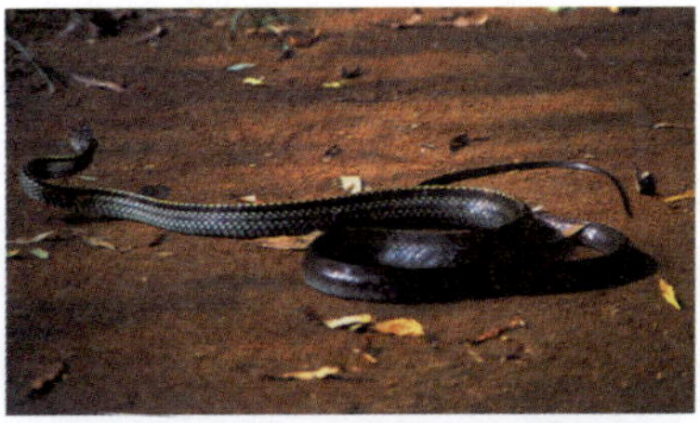

香港有许多蛇餐厅。每年入秋以后，散在于港岛、九龙、新界的蛇餐厅就开始热闹起来。为了了解这一饮食习俗，笔者也曾去几家蛇餐厅体验。蛇肉，过去是吃过的，在北京有许多餐厅都有蛇酒和用蛇烹饪的菜肴。但香港的蛇餐厅比较有特色，因为是专卖店，所以，去的人目的性很明确。有的人每周都要去几次，别的不要，只要 1 碗蛇羹，就算是一顿饭了。[①]

蛇可以和一些中药共同配制成药酒。在许多大大小小的蛇餐厅，甚至普通的餐馆中都有一些以蛇为主要原料泡制的药酒。通常是将蛇和中药配伍后放在很大的玻璃广口瓶中，陈列在柜台上，就餐者透过玻璃，可以清晰地看到里面盘着的蛇和中药，吸引了不少中外游客。

饮用蛇酒是中医饮食保健的一种重要方法。《濒湖集简方》中有蚺蛇酒的记载。其制作方法：“蛇肉 500 克，羌活 30 克（绢袋盛之）。用糯米二斗蒸熟安曲于缸底，置蛇于曲上，乃下饭，密盖，待熟取酒，以蛇焙研和药，其酒每随量温饮数杯，忌风及欲事，亦可袋盛浸酒饮。”但蛇酒，特别是烈性白酒制成的蛇酒并不适宜于春夏和特别干燥的季节饮用。

使用宜忌

秋季食蛇为的是养生保健，但有的人怕蛇，虽然有勇气吃上一两片蛇肉，并且也觉得蛇味确实鲜美，但一想到蛇的样子，就害怕。

---

① 编者注：蛇肉生食可能有寄生虫的危险，经过高温处理后方可安全食用。

带着这些心理上的恐惧，为了追求健康而强迫自己食蛇，反而形成了不利于健康的因素。因此，对于从来没有食蛇经历的人来说，还要注意排除一些心理障碍。不要盲目追求蛇的滋补作用，忽视了饮食心理卫生这个最基本的食养原则。

孕妇及肝肾功能较差者忌饮蛇酒。

TIPS

- “三蛇酒”中如有稍许沉淀，由蛋白质引起，不影响药效。
- 与泰国蛇相比，中国的蛇肉质更嫩，肉味更美，滋补性更强。这是由于中国蛇有冬眠的习惯，一到秋季，蛇都吃得肥肥的准备过冬，所以能积蓄较多元气，补身功效高。中国蛇又以广西梧州一带的毒蛇为上品。
- 以蛇为主要原料做成的菜式分为“显形”和“隐形”两种。“显形”的菜式如“二龙戏珠”，两条熟蛇栩栩如生；“隐形”的蛇如蛇丝、蛇丁类。虽然看不出是蛇肉，但口感鲜美异常。

酒事知多点

“三蛇”和“五蛇”

在中国的自然界中，生存着160多种蛇。虽然无论是无毒蛇还是有毒蛇都可以入馔，但最常用，而且已经形成定式的是“三蛇”和“五蛇”。所谓“三蛇”，指的是眼镜蛇、黄梢蛇、金环蛇；“五蛇”则外加上三索线和白花蛇。也有人将银环蛇、乌梢蛇列入“五蛇”之内。“三蛇”中，除了黄梢蛇无毒之外，眼镜蛇及金环蛇都有剧毒。但黄梢蛇最具攻击性，常无故咬人。又因常在树上生活，故称过树榕。将上述三种蛇的蛇肉一同浸酒，称为三蛇酒，专医风湿关节疼痛、四肢麻痹、瘫痪等症。广东和广西人又喜欢将这三种蛇生屠取胆，冲酒饮用，不饮酒的亦可冲水，认为可以治上述疾病。即便是在北方的一些餐厅里，也有类似的吃法。厨师当着客人的面宰杀活蛇，然后，将蛇血和蛇胆汁分别倒进事先准备好的、有白酒的小酒杯中。立刻，一杯红色的蛇血酒和绿色的蛇胆汁酒就兑好了。蛇皮、蛇肉，甚至蛇骨都被分别烹制成美味佳肴。

酒疗方

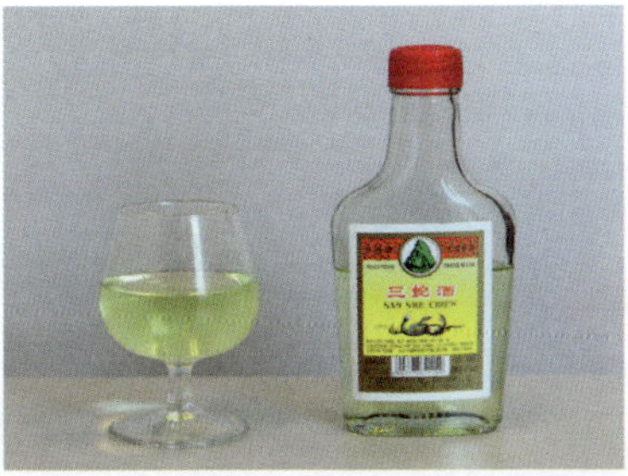

蛇酒的配方不同，功效也有区别，以“三蛇酒”为例：在香港的超级市场中可以见到许多药酒，其中之一就有“三蛇酒”。配料有白酒、乌梢蛇、栀子；酒精度：37 度。但在南方一些酒店，也可看到玻璃酒缸里泡的“三蛇酒”，这种名叫“三蛇酒”的药酒，酒味醇香可口，可驱风、活络、行血、祛寒湿等，蜚声中外，成为名酒。虽同名为“三蛇酒”，但因为配方不同，功效也有别。

餐厅制三蛇酒

配方：乌梢蛇 1500 克，大白花蛇 200 克，蝮蛇 100 克，生地黄 500 克，冰糖 5000 克，白酒 10000 克。

制法：将三种蛇剁去头，清洗后切成短节；生地黄洗净切成片；白酒装入酒坛，将蛇、生地黄直接倒入酒中，加盖密闭，每日搅拌一次。10 ～ 15 天后开坛过滤，加入冰糖汁后再充分搅拌均匀，密封 15 天后即成。

冰糖汁制法：冰糖置锅中，加入适量水置火上加热溶化，待糖汁成黄色时，趁热用二层纱布过滤去渣。

功效：祛风湿，通经络，散瘀肿。

适用：风寒湿痹引起的筋骨疼痛、肢体麻木、屈伸不利、半身不遂、跌打损伤之瘀肿，亦适用于骨结核及卒中后遗症患者。

用法：每次饮用 10 ～ 15 克，每日 2 次。

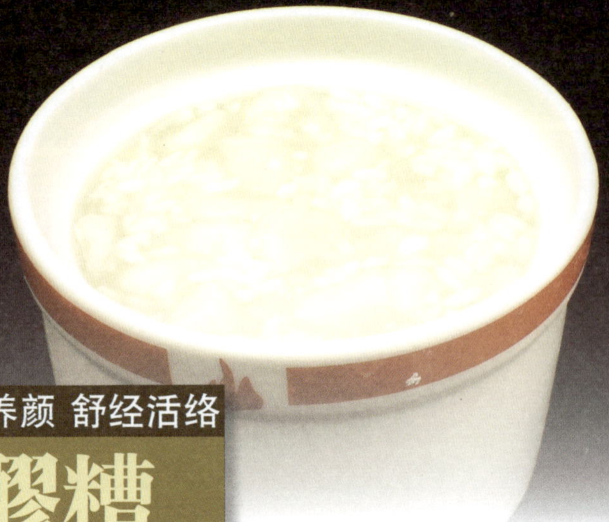

补血养颜 舒经活络

醪糟

歌诀

不去酒渣蕴糯香，
糟糠之爱不离堂。
莫言清淡无滋味，
补血养颜最擅长。

“醪糟”，在香港叫“酒糟”。又称酒酿、江米酒。云南人习惯称为甜白酒，是一种可家庭制作，并广泛流行于中国各地的小吃，味道甜，有酒味。在陕西、四川、江浙、北京、云南等地深受欢迎。酒酿是用糯米饭加入酒曲（由米和食用真菌制成）发酵而成的。酒酿，古代称醪，历史悠久。药酒，从成分来讲，亦有酒、醴、醪之分。

“酒” 指主要含普通药材成分的药酒。

“醴” 指除含普通药材成分外，尚有糖的药酒。

“醪” 即醪糟，指除含有糖之外，尚有酿酒所产生的酒渣成分。

醪糟的个性

中医认为，醪糟味甘辛，性温。关于其功效，中医古籍中有许多记载。《纲目拾遗》：“行血，益髓脉，生津液。”《随息居饮食谱》：“补气养血，助运化。”酒酿能够帮助血液循环，促进新陈代谢，具有补血养颜、舒筋活络、强身健体和延年益寿的功效。

TIPS

- 对畏寒、血瘀、缺奶、风湿性关节炎、腰酸背痛及手足麻木等症，以热饮为好。
- 对神经衰弱、精神恍惚、抑郁健忘等症，加鸡蛋同煮饮汤效果较佳。

适用于产妇血瘀、腰背酸痛、手足麻木和震颤、风湿性关节炎、跌打损伤、消化不良、厌食烦躁、心跳过速、体质虚衰、元气不足、遗精下溺、月经不调、产妇缺奶和贫血等病症。

鉴赏品尝

醪糟可以直接食用，尤其在北方，以直接食用为主。由于醪糟中本身已有大量糖分，使用时不用再加糖。常见的方法是加入少许桂花调味。或者放入水果丁，味道也不错。

但在中国南方，很多人认为这样直接吃过甜或酒味太大，需要加工稀释后再食用。

在韩国餐厅，例如吃韩国烤肉的时候，有用酒酿佐餐的习惯，通常酒酿是稀释过的，还加入一些松仁。

醪糟还可以加热，并将鸡蛋打散后放进去，成为蛋花醪糟，既营养滋补，又养颜美容，男女均适宜。

酒事知多点

酒酿圆子

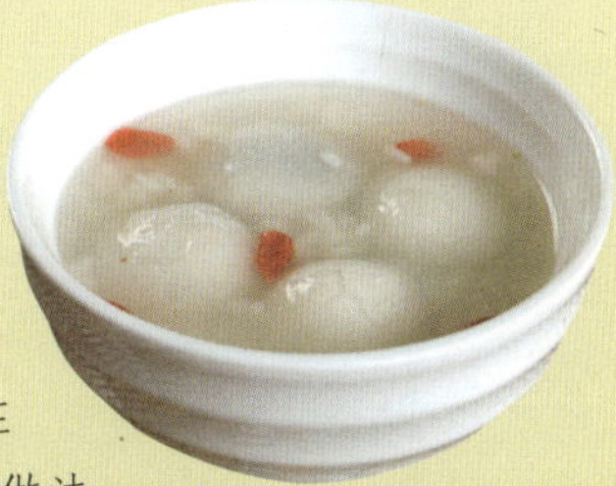

酒酿圆子，又称酒酿丸子、酒酿汤圆。做法是：先用糯米粉和好后搓成细长形的条状，再切成一厘米大小的圆子。随后将酒酿兑水烧开，放入圆子，待圆子浮起即熟，在一些时令可以加入少量桂花。

酒酿圆子清香爽口，有酒味但不浓烈。另外，在酒酿圆子中打入鸡蛋也是通常的吃法之一。另有一种做法是待汤圆熟透，于熄火前加入酒酿。酒酿为发酵食品，久煮时菌种被高温破坏，易走味导致口感不佳。

酒疗方

桑葚醪

方源：《本草纲目》

配方：鲜桑葚 1000 克，糯米 500 克。

制法：鲜桑葚洗净捣汁（或以干品 300 克煎汁去渣），再将药汁与糯米共同烧煮，做成糯米干饭，待冷，加酒曲适量，拌匀，发酵成为酒酿。

功效：桑葚滋阴补血力强，辅以糯米补中益气，可提高疗效。

适用：肝肾阴亏、消渴、便秘、耳鸣、目暗、瘰疬、关节不利等症。

用法：每日随量佐餐食用。

五加皮醪

方源：《本草纲目》

配方：五加皮 50 克，糯米 500 克。

制法：五加皮洗净，加水适量泡透，煎煮。每 30 分钟取煎液 1 次，共取 2 次。再将煎液与糯米共同烧煮，做成糯米干饭，待冷，加酒曲适量，拌匀，发酵成为酒酿。

功效：祛风湿，壮筋骨，促进气血运行。

适用：风湿性关节炎等。

用法：每日随量佐餐食用。阴虚火旺者慎服。

薏苡仁醪

方源：《本草纲目》

配方：生薏仁米 100 克，糯米 500 克。

制法：薏仁米加水适量煮成稠米粥。再以糯米 500 克烧煮成干米饭。将两者拌匀，待冷，加酒曲适量，发酵成为酒酿。

功效：有健脾胃、祛风湿、强筋骨之效。方中薏苡仁具有利水渗湿、除痹作用，配合糯米补中益气，使之提高疗效。

适用：风湿性关节炎。

用法：每日适量佐餐食用。脾约便难及孕妇慎服。

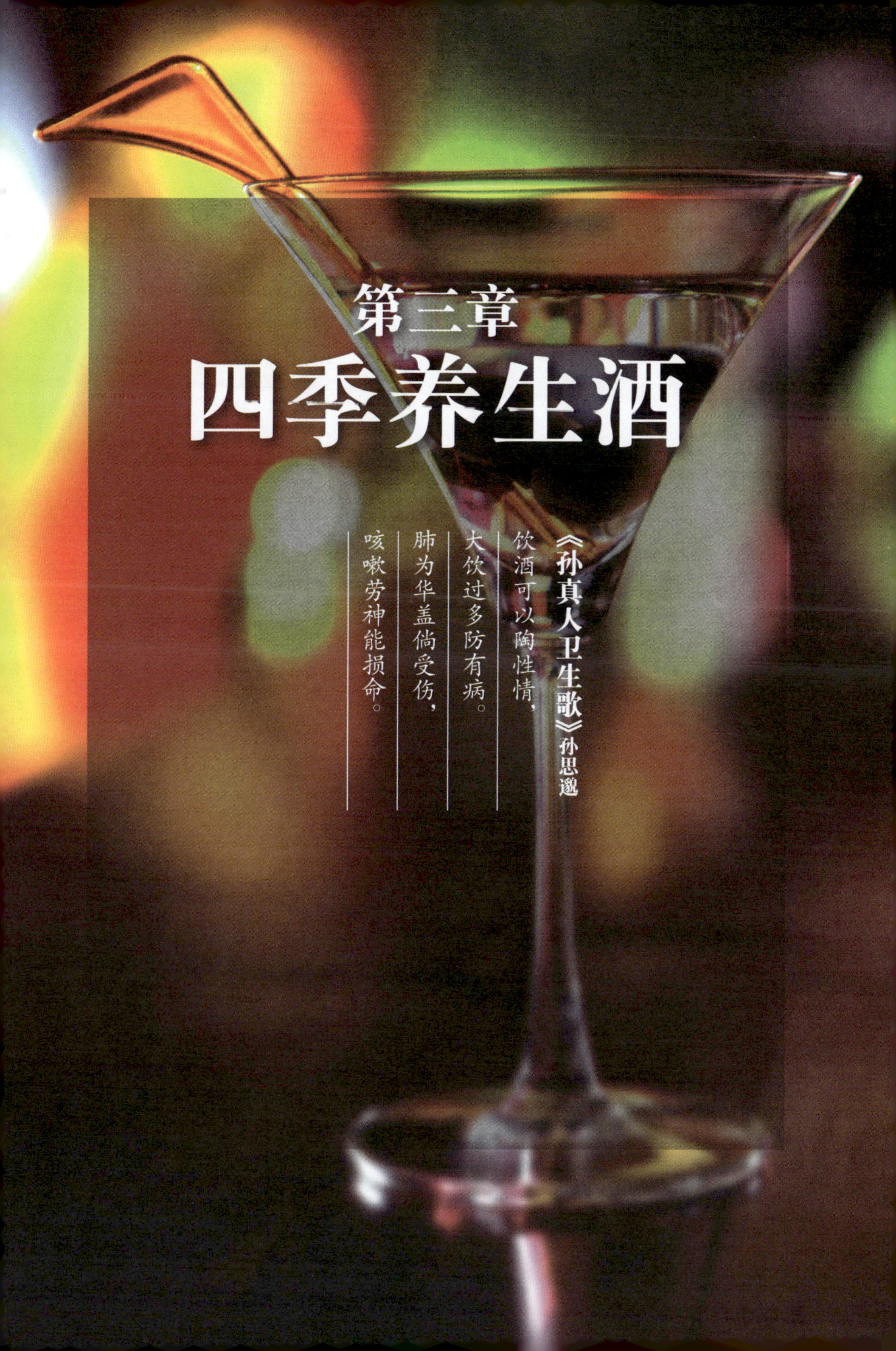

第三章
四季养生酒

《孙真人卫生歌》孙思邈

饮酒可以陶性情，
大饮过多防有病。
肺为华盖倘受伤，
咳嗽劳神能损命。

专题

药酒

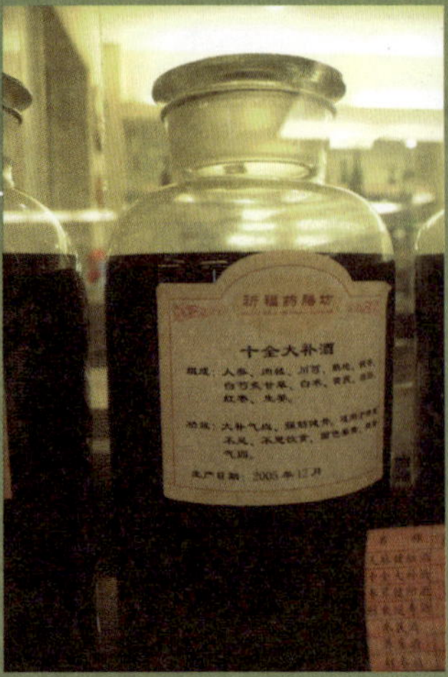

药酒

歌诀

寓医为酒鬯温甘，
道教欲将寿梦圆。
仲景怜惜疾病苦，
一缸酿就百方残。

《黄帝内经》有“汤液醪醴”篇，专门讨论用药之道。所谓“醪醴”者即药酒。药酒又名酒剂，系用白酒浸提药材而得到的澄明液体制剂，多供内服，少数作外用，也有些药酒内服与外用兼有效。为了矫味，药酒也常酌加适量的冰糖或蜂蜜。从古流传至今的著名药酒有“妙沁药酒”等，目前在超级市场就可以买到的药酒有很多，例如，龟寿酒、劲酒、五加皮酒、人参酒、枸杞酒、三鞭酒等。

酒性温，味辛而苦甘，有温通血脉、宣散药力、温暖肠胃、祛散风寒、振奋阳气、消除疲劳等作用。适量饮酒，可以怡情助兴，但酗酒则耗损元气，甚至殒命。医家之所以喜好用酒，是取其善行药势而达于脏腑、四肢百骸之性。

“久病多虚”，病深日久的慢性疾病，往往导致人体气、血、阴、阳的亏损，而其形成皆非一时一日，其治疗恢复也都需要一个过程。中医认为“久病入络”。各种慢性虚损疾病，常常存在不同程度的气血不畅、经脉涩滞，治疗时常需佐以活血通络之药物以增强疗效。而补益药酒主要配伍具有益气补血、滋阴温阳的滋补药食，故更有益于慢性疾病的治疗。人身气血，贵在通调。如果虽得补益，而不能流通，则收不到补益之利，反生郁滞之害。

历史与文化

在罗振玉考证的《殷墟书契前论》甲骨文中有“鬯其酒”的记载。据汉代班固《白虎通义·考黜》解释，“鬯者，以百草之香，郁金合而酿之成为鬯”。这表明在商代已有药酒出现。药酒是以单味或多味药材浸泡酒中适当时日而成，属配制酒类。

中国最早的药酒酿制方，见于 1973 年马王堆出土的帛书《养生方》和《杂疗方》中。汉代，随着中药方剂的发展，药酒便渐渐成为其中的一个部分，其表现是临床应用的针对性大大加强，所以其疗效也进一步得到提高，如《史记·扁鹊仓公列传》中“其在肠胃，酒醪之所及也”，记载了扁鹊认为可用酒醪治疗肠胃疾病的看法。东汉张仲景《伤寒杂病论》中，则载有“妇人六十二种风，腹中血气刺痛，红兰花酒主之”。此外，“瓜蒌薤白白酒汤”等，也是药酒的一种剂型，借酒气轻扬，能引药上行，达到通阳散结、豁痰逐饮的目的，以治疗胸痹。

隋唐时期，药酒使用较为广泛，孙思邈的《千金方》记载有药酒方 80 余首，涉及补益强身、内、外、妇科等几个方面。《千金要方·风毒脚气》中专有“酒醴”一节，共载酒方 16 首，《千金翼方·诸酒》载酒方 20 首，是中国现存医著中，最早对药酒的专题综述。

随着酿酒工艺的不断发展和提高，有些药酒不但具有强身保健、治疗疾病的优点，而且口味醇正，成为风行一时的名酒，并成为宫廷御酒。如元代时期有羌族的“枸杞酒”“地黄酒”；大漠南北各地的“鹿角酒”“羊羔酒”；东北各族的“松节酒”“虎骨酒”；南方的“五加皮酒”“茯苓酒”；西南的“乌鸡酒”“腽肭脐酒”等。

明代宫廷则建有御膳房，专造各种名酒，尚有“御制药酒五味汤”“真珠红”“长春酒”。当时民间作坊也有不少药酒出售，如“薏苡酒”“羊羔酒”。另有一些人们自酿自饮的酒，如：

屠苏酒：寓意吉祥、康宁、长寿。屠苏酒是用酒浸泡大黄、白术、桂枝、桔梗、防风、山椒、乌头、附子等药制成。相传是三国时华佗所创制。每当除夕之夜，男女老少均饮屠苏酒，目的是预防瘟疫流行。

菖蒲酒：民间为了辟邪、除恶、解毒，有端午节饮菖蒲酒的习俗，历代文献均载有此酒的配方及服法。同时还有为了壮阳增寿而饮蟾蜍酒和镇静安眠而饮夜合欢花酒的习俗。

桂花酒：中秋节，无论家人团聚，还是挚友相会，人们都离不开赏月饮酒。五代王仁裕著的《天宝遗事》记载，唐玄宗在宫中举行中秋夜文酒宴，并熄灭灯烛，月下进行“月饮”。到了清代，中秋节以饮桂花酒为习俗。桂花酒香甜醇厚，有开胃醒神、健脾补虚的功效，尤其适用于女士饮用，被誉为“妇女幸福酒”。

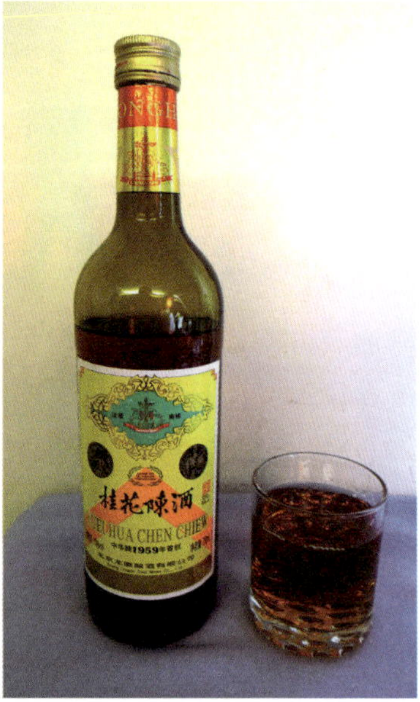

菊花酒：历代人们逢重九就要登高、赏菊、饮酒，延续至今不衰。除饮菊花酒外，有的还饮用茱萸酒、茱菊酒、黄花酒、薏苡酒等。

药酒的个性

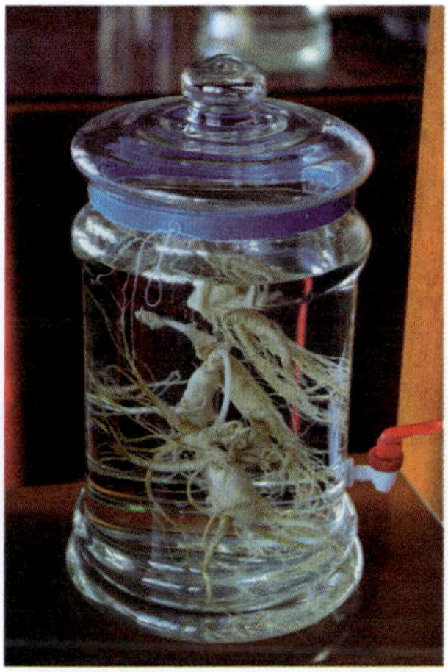

将中药与酒“溶”为一体的药酒，不仅具有配制方便、药性稳定、安全有效的优点，更因为酒精是一种良好的有机溶剂，中药的各种有效成分都易渗于其中，药借酒力、酒助药势，可充分发挥其效力，提高疗效。除内服外，药酒还可以外用。将药物置于75%酒精或白酒中浸泡，治疗时用手蘸药酒，涂于体表而后做手法治疗，具有疏经活血、温通发散之作用。

药酒的个性主要表现在以下几个方面：

适应范围广

药酒，既可治病防病，凡临床各科190余种常见多发病和部分疑难病症均可疗之；又可养生保健、美容润肤；还可作病后调养和日常饮酒使用而延年益寿。

便于服用

有些药酒方中，虽然药味庞杂众多，但制成药酒后，其药物中有效成分均渗于酒中，剂量较之汤剂、丸剂明显缩小，服用起来也很方便。又因药酒多一次购进或自己配制而成，可较长时间服用，不必经常购药、煎药，省时省力。

吸收迅速

因为人体对酒的吸收较快，药物之性（药力）通过酒的吸收而进入血液循环，周流全身，能较快地发挥治疗作用。临床观察，一般比汤剂的治疗作用快 4 ～ 5 倍，比丸剂作用更快。

能掌握剂量

汤剂 1 次服用有多有少，浓度不一，而药酒是均匀的溶液，单位体积中的有效成分固定不变，按量（规定饮用量）服用，能有效掌握治疗剂量。

乐于接受

因为大多数药酒中掺有糖或蜜，作为方剂的一个组成部分，糖和蜜具有一定的矫味和矫臭作用，甘甜悦口，因而服用起来，较易接受。

容易保存

因为酒本身就具有一定的杀菌防腐作用，药酒只要配制适当，遮光密封保存，便可经久存放，不至于发生腐败变质现象。

酒事知多点

雄黄酒

过去端午节要饮雄黄酒。作为一种中药材，雄黄可以用做解毒剂、杀虫药。于是古代人就认为雄黄可以克制蛇、蝎等百虫，“善能杀百毒、辟百邪、制蛊毒，人佩之，入山林而虎狼伏，入川水而百毒避”。《白蛇传》中的白娘子就是喝雄黄酒现了原形。但因为雄黄酒里含砷，是砒霜的主要成分，现在人们已经不再用雄黄兑制酒饮用了。

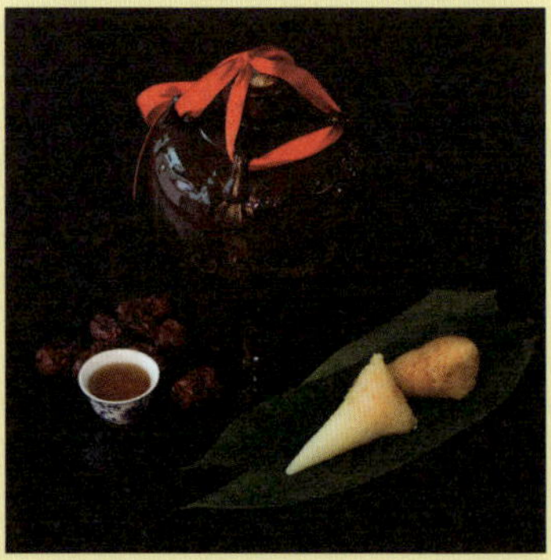

营养分析

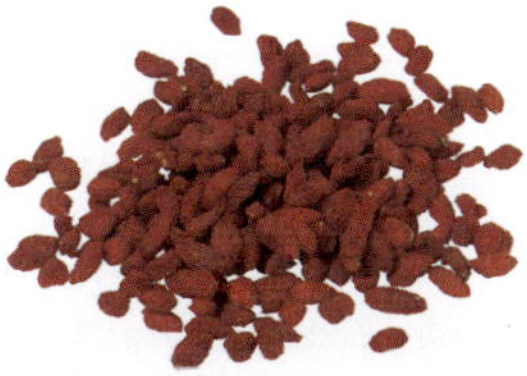

中药的多种成分如生物碱、盐类、鞣质、挥发油、有机酸、树脂、糖类及部分色素（如叶绿素、叶黄素）等均较易溶解于乙醇中。乙醇不仅有良好的穿透性，易于进入药材组织细胞中，发挥溶解作用，促进置换、扩散，有利于提高浸出速度和浸出效果；还有防腐作用，可延缓许多药物的水解，增强药剂的稳定性。

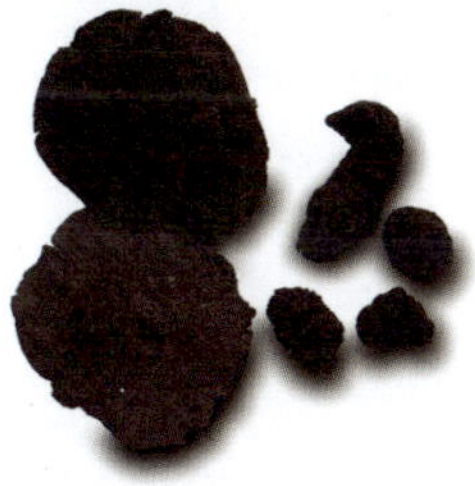

研究证明，中国传统中药中有许多补益药物具有延年益寿的功效。例如，枸杞子，能降低血糖、胆固醇；何首乌，可降低胆固醇，防治动脉硬化；杜仲，能减少胆固醇的吸收，对中枢神经系统有调节作用；当归，可抗贫血，能防止肝糖原减少，增加冠状动脉血流量；地黄，能利水，降血压；黄芪，能提高免疫功能，抗疲劳，扩张血管，改善皮肤血液循环，降低血压；人参，能促进蛋白质合成，降低血糖，增强造血功能，提高免疫功能、抗疲劳能力，抑制高胆固血症的发生。选用这些药物制成的补益药酒，经常适量饮服，有延年益寿的效果。

鉴赏品尝

药酒不但能治疗内科、妇科疾病，而且治疗外科疾病也独具风格。王焘《外台秘要》里有“治下部痔疮方”。《使琉球录》中也有用药酒治“海水伤裂”的记载：“凡人为海水咸物所伤，及风吹裂，痛不可忍，用蜜半斤，水酒 30 斤，防风、当归、羌活、荆芥各二两，为末，煎汤浴之，一夕即愈。”

利用药酒延年益寿也是中国人的一项创造，这在医疗实践中已经得到了证实。如寿星酒，可补益老人，壮体延年；回春酒，久服助阳事，乌发童颜，目视不花，常服身体轻健；延寿酒，和气血，壮精神，益肾和胃，轻身延年；寿老固本酒，益寿延年，补虚乌发，美容颜等。以历史悠久的食疗药酒“妙沁药酒”为例，妙沁之名来自道教“玄之又玄，众妙之门”之义。王弼《老子》注：“妙者，微之极也。”《辞书》：“沁胃气体或液体的渗入或透出。”《石室秘录》：“妙沁琼玉兮道藏秘方。”取其中妙沁一词而名。

妙沁药酒采用 66 味中草药，以青藏高原上等冬虫夏草为主要原料，辅以人参、高山红景天、灵芝等多种天然中草药精制而成。材料多采自大邑境西的原始密林。由于大邑境内西岭雪山特有的地质地貌和气候环境，人迹罕至，空气降尘量为零，无污染，是一片高寒净土，故而这里的野生中药材生长周期长，药物有效成分积淀丰富，被视为“药中上品”。

酒事知多点

根据中国道教发源地鹤鸣山管委会编印的历史典籍《韦行丛刊续集》“道教与酒文化”一节记载：“妙沁酒，原名鹤鸣仙酒，古代是鹤鸣山道观生产的，依据道家单传秘方精心酿制而成的食用窖酒。据载，东汉顺帝年间，留侯张良的第八代孙张陵天师，由淮入蜀，住鹤鸣山中，修道创教。其时，巴蜀地区，瘟疫流行，天师济世度人，采集山中草药，制成符水，为人疗疾。天师符水，功效神奇，百姓道民，普得救治，天师道遂大行于世。天师的符水灵方，随着天师道的发展而传遍巴山蜀水及京师洛阳等地。此后，复经历代，道门宗师的升华，研制成道家酿酒秘方，视作道家济世珍宝，在鹤鸣地区单传秘授。”

此酒基于道家气机升降理论，调和人体五脏六腑，清心明目，和颜悦色，润泽肌肤，通利关窍，和畅百脉。对脾肾亏损，血气不和，气滞血瘀，气血两亏所致的肝病、贫血、心血管疾病，可疏通经络，调和血脉；对神经性头痛、神经衰弱患者，能通经养血、益气宁神；对厌食、胃病、便秘、痔疮等胃肠道疾病，可补益脾胃、理气和胃、补气养血、化瘀和血；对须发早白、头晕目暗、遗精早泄者，能黑发养颜、除偏头痛，可收扶正祛邪之效。有饮者高度赞扬："鹤鸣龙津兮源出金刚，妙沁琼液兮道藏秘方，一盏通灵兮口齿生香，既扶正以祛邪兮，复身强而寿康。"

制作方法

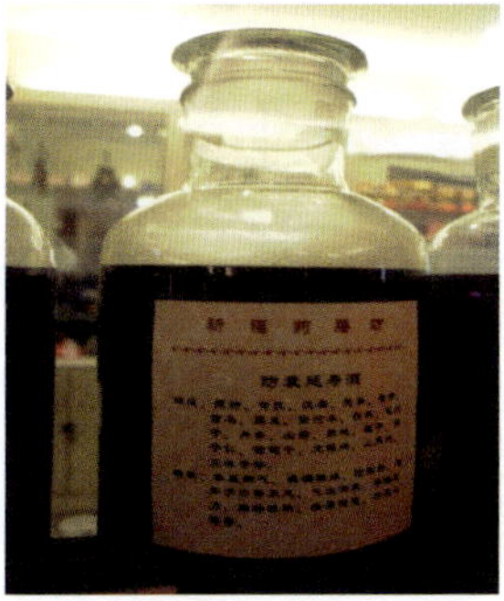

根据历代的医药文献记载，古代的药酒与现代药酒具有不同的特点，一是古代药酒多以酿制酒的药酒为主，亦有冷浸法、热浸法；二是基质酒，多以黄酒为主，而黄酒性较白酒缓和。现代药酒一般选用白酒，因为酒精浓度太低不利于中药材中有效成分的溶出，而酒精浓度过高，有时反而使药材中的少量水分被吸收，使得药材质地坚硬，有效成分难以溶出。对不善于饮酒的人来说或因病情需要，也可以采用低度白酒、黄酒或果酒等基质酒，但浸出时间要适当延长，或复出次数适当增加，以保证药物中有效成分的溶出。制作药酒时，通常是将中药材浸泡在酒中，经过一段时间后，中药材中的有效成分溶解在酒中，此时过滤去渣后即可饮用。

药酒有冷浸法、煮酒法、煎膏兑酒法、酿制法等多种制作方法，家庭则以冷浸法最为简便。

冷浸法

将按处方配齐的洁净饮片或药材适当切制或粉碎成粗末，置于陶瓷罐、瓦坛或带塞盖的玻璃器皿中，按照处方加入适量的白酒（一般用低度白酒或黄酒），根据药材吸水量的大小，按 1∶5 至 1∶10 的比例配制，密封浸泡，每日或隔日振荡 1 次，14 ~ 20 天后，取上清液，并将药渣压榨，压榨液与上清液合并，静置过滤即得。为了矫正口味，可加入适量的冰糖或白糖。药渣可再加酒浸泡 1 ~ 2 次。一般宜在饭前温服，每次按量饮用。如不善饮酒，可从少量开始，逐渐增量，亦可兑水后服用。

煮酒法

煮酒法又称为热浸法。这是一种较古老的制作药酒、食用酒的方法，早在汉代就有青梅煮酒的传说。这种方法既能加速浸取速度，又能使一些成分容易浸出。煮酒时要注意防火安全，具体方法是：将按处方配齐的洁净饮片或药材适当切制或粉碎成粗末，置于适宜容器内，按配方规定加入适量白酒，封闭容器，隔水加热至沸时取出，继续浸泡至规定时间，取上清液，并将药渣压出余液，合并，静置、沉淀，过滤即得。或在适宜容器内注入适量白酒，将粉碎适度的药物用纱布袋装好，置于酒中，封闭容器，然后在水浴上保持一定温度浸渍，取液同上法。也可采用隔水煮炖的间接加热方法，即把药料和酒先放在炖盅内，然后再放在另一盛水的大锅里煮炖。这样既不会因温度过高损失酒的成分，也比较安全。

酿制法

先将中药材加水煎熬，过滤去渣后，浓缩，有些药物也可直接压榨取汁，再将糯米煮成饭，然后将药汁、糯米饭和酒曲拌匀，置于干净的容器中，加盖密封，置保温处 10 天左右，应尽量减少与空气的接触，且保持一定的温度，发酵后滤渣即成。一般用这种方法可酿制成含糖分较高的醴或醪。

饮用方法

有针对性

药酒随药物的不同而具有不同的性能，进补者有补血、滋阴、温阳、益气的不同。治疗者有化痰、燥湿、理气、活血、消积的区别，因而不可一概用之。虚者宜补，血瘀者宜通；有寒者宜温，而有热者宜清。况且，每一种药酒都有适应范围，要根据病情选用药酒，辨证饮用。

限量服用

李时珍在《本草纲目》中指出："酒，天之美禄也。少饮则和血行气，壮神御寒，消愁遣兴，痛饮则伤神耗血，损胃亡精，生痰动火，此物损益兼行。药酒亦然。"可见药酒虽好，但必须适度饮用，一般以每日 1 ~ 2 次、1 次 10 ~ 50 毫升为宜，切不可过量饮用。同时，也不应长期持续饮用药酒。通常一个疗程为 3 个月，喝了 1 个疗程之后可暂停一个时期，之后，再视具体情况决定是否继续饮用。年老体弱者，因新陈代谢功能相对缓慢，饮用药酒也应当减量，不宜多饮。

因时而异

选用药酒应根据自己的体质决定。凡服用药酒或饮用酒，要根据人的耐受力，合理、适宜，不可多饮滥服，以免引起头晕、呕吐、心悸等不良反应。初春阳气引发，辛甘之品可发散为阳以助春阳，温服利于护阳。但大辛、大热之人参、鹿茸、附子之类，则非春季养生所宜；一般来讲，冬令进补为人们所共知。如唐代孙思邈所说：“冬服药酒两三剂，立春即止，此法终身常尔，则百病不生。”说明冬季是饮用药酒的最佳时节，尤其对于中老年人。

不宜饮药酒的人士

肝病患者

因为肝炎患者的肝功能不健全，解毒能力降低，饮酒会使酒精在肝脏内积聚，使肝细胞受损伤而进一步失去解毒能力，加重病情。慢性肝炎患者继续饮酒会导致慢性酒精中毒和肝硬化，酗酒者中约有 10% 会出现肝病。饮酒者比不饮酒者的肝癌发生率高 12 倍以上。酒精性肝病，尚无特殊疗法，应彻底戒酒，适当休息，注意饮食，并服用保肝药物。

高血压患者

收缩压和舒张压均随着饮酒量的增多而逐步升高，血压升高愈大，心、脾、肾等重要器官的并发症也愈多，寿命愈短。饮酒引起的高血压并发症中尤以脑血管疾病最为常见，其死亡率是不常饮酒者的 3 倍。在对饮酒的和不饮酒的高血压患者给予同样治疗后，饮酒者的舒张压不易控制，而不饮酒的人的高血压症状容易控制，因此高血压患者宜戒酒，服用治疗药酒也应适量。

卒中患者

酒精有直接导致心律失常作用，可引起心律失常或心肌病，以心房颤动最为多见。酒精引起的心房颤动和心肌病可使心脏输出的血量减少，造成附壁血栓形成，引起心源性脑栓塞。酒精还可引起强烈的血管反应，造成血压变化无常。如果饮酒者同时伴有高血压、动脉硬化、糖尿病等病症以及吸烟这一危险因素存在，则卒中发生率将会提高，而且发病也比不饮酒者为早。而卒中后遗症，适宜饮用药酒，可促使病情早日康复。

骨折患者

骨折后饮酒过多，会损害骨骼组织的新陈代谢，使其丧失生长发育和修复损伤的能力。同时，酒精还能影响药物对骨骼的修复作用。但少量饮用药酒，则有助于骨折的早日愈合。

育龄夫妇

孕妇饮酒对胎儿影响很大，即使微量的酒精也可直接透过胎盘屏障进入胎儿体内，影响胎儿发育，妊娠饮酒可导致胎儿酒精综合征的发生，患儿80%以上为小儿畸形，并常有易怒、震颤、听觉过敏和吸吮反应低下等表现。即使怀孕前1周内适量饮酒也会抑制胎儿的生长，使新生儿体重显著减轻。

其他

对酒有禁忌者不能服用，如酒精过敏者；患慢性肾炎、慢性肾功能不全、慢性结肠炎和消化系统溃疡、浸润性或空洞型肺结核、癫痫等患者，禁饮酒，以免加重病情。

儿童、妊娠和哺乳期妇女不适合服用。如遇有感冒、发热、呕吐、腹泻等病症的人，不宜饮用滋补类药酒。

滋补类

用于气血双亏、脾气虚弱、肝肾阴虚、神经衰弱者，主要由黄芪、人参、鹿茸、冬虫夏草等具有滋补作用的中药制成。常用的药酒有枸杞酒、桂圆醴、五味子酒、冬虫草酒、五加皮酒、鹿龟酒（露酒）、春寿酒、周公百岁酒、长生酒、山茱萸酒、女贞子酒等。

枸杞酒

方　源　《太平圣惠方》

配　方　枸杞子 200 克，白酒 300 毫升。

制　法　枸杞子洗净，剪碎，放入细口瓶内，加入白酒，瓶口密封。每日摇 1 次。浸泡 1 周后开始饮用，边饮边添加白酒。

功　效　方中枸杞子味甘性平，可以养阴补血，益精明目。研究证明，枸杞子有降低血糖作用，能轻微抑制脂肪在肝细胞内沉积和促进肝细胞新生，并可降低胆固醇，阻止动脉粥样硬化的形成。制成酒剂，能通达经络，助行药力。

适应证　肝肾虚损型目暗、目涩、视弱、迎风流泪等目疾，并可长肌肉，益面色。

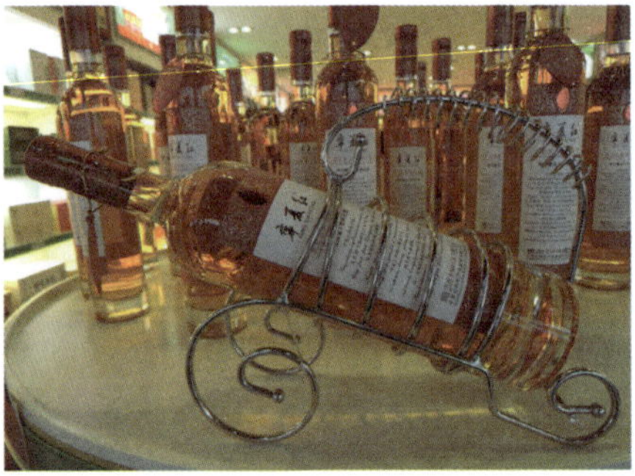

用　法　每日晚餐或临睡前饮用 10 ~ 20 毫升。外邪实热，脾虚有湿及泄泻者忌服。

桂圆醴

方　源　《万氏家抄方》

配　方　洁净的桂圆肉 100 克，白酒 400 毫升。

制　法　将桂圆肉放在细口瓶内，加入白酒，密封瓶口，每日振摇 1 次，15 天后可饮用。

功　效　方中桂圆味甘性温，能补益心脏，养血安神，对神经性心悸有一定疗效。配合白酒，通经络，行药力，使之更好地发挥作用。

适应证　虚劳衰弱、失眠、健忘、惊悸等。

用　法　每日 2 次，每次 10 ~ 20 毫升。内有痰火及湿滞停饮者忌服。

五味子酒

方　源　《药学学报》

配　方　五味子 50 克，60 度白酒 500 毫升

制　法　五味子洗净，装细口瓶中，加白酒至 500 毫升，封紧瓶口，每日振摇 1 次。15 天后开始饮用。

功　效　唐代《新修本草》载“五味皮肉甘酸，核中辛苦，都有咸味”，故有五味子之名。

适应证　神经官能症之失眠、头晕、心悸、健忘、乏力、烦躁等。

用　法　每日 2 次，每次 3 毫升，饭后服用，也可佐餐。

冬虫草酒

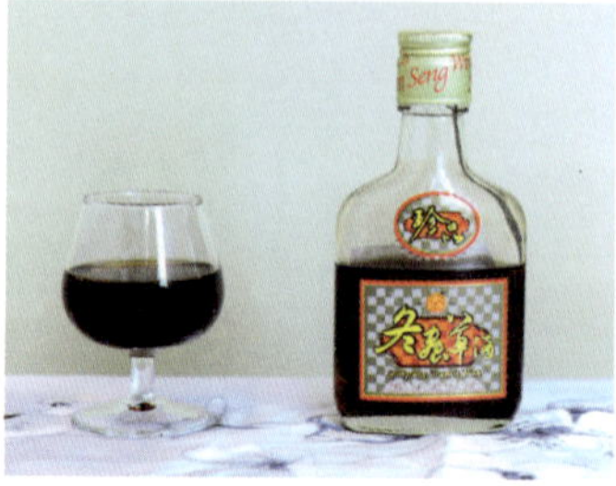

方 源 市售成品酒

配 方 冬虫夏草、鹿茸、人参、龟甲、蛤蚧、灵芝、杜仲、党参、肉桂、当归、制何首乌、五味子、黄芪、白术、淫羊藿、菟丝子、熟地黄、续断、黄精、远志、酸枣仁、补骨脂、益智、牛膝、女贞子等。

制 法 由上列药材配以高粱酒、黑糯米酒浸提而成。

功 效 补益肺肾，养血益精，助阳通络，宁心安神。

适应证 肺肾两虚，精血不足引起的久咳虚喘，神疲气短，腰膝酸软或冷痛，面色无华，畏寒肢冷，睡眠不酣，或目眩，自汗。

用 法 口服，每日 2 次，每次服用 30 毫升，每瓶 180 毫升。

五加皮酒

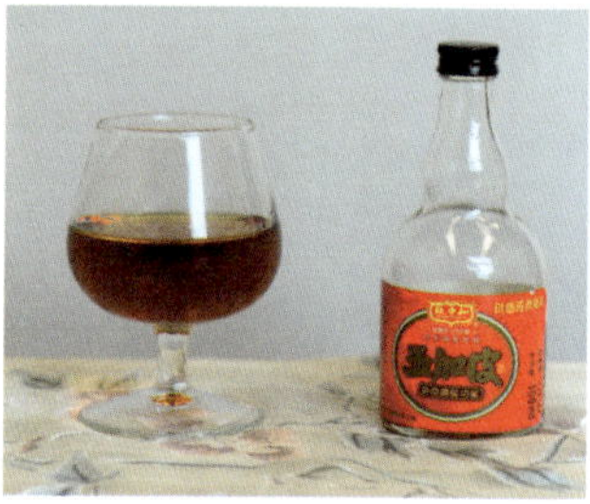

方 源 市售成品酒

配 方 水、白酒、蜜酒、栀子、玉竹、红曲米、五加皮、枸杞子、当归、砂仁、白砂糖。

功 效 免疫调节。

不适宜人群 未成年人，孕妇，酒精过敏者。

用 法 直接饮用，每日 50 ~ 100 毫升。

鹿龟酒（露酒）

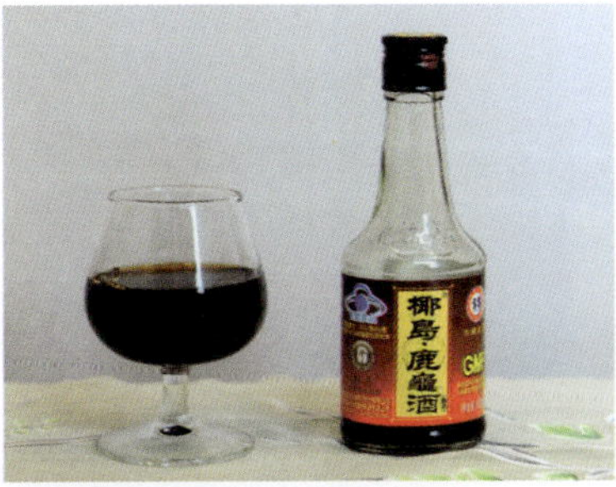

方　源　　市售成品酒

配　方　　水、米酒、白砂糖、鹿茸、鹿骨胶、龟板胶、黄精、党参、何首乌、熟地、当归、枸杞子、肉桂、栀子、川芎、白术、砂仁、甘草。

功　效　　抗疲劳、免疫调节。

适应证　　易疲劳者、免疫力低下者。

用　法　　口服，每日 2 次，每次 30 ～ 50 毫升。少年儿童、妊娠期妇女、心脑血管疾病患者、肝肾功能不全者以及酒精过敏者不宜。

春寿酒

方　源　　《万氏家传·养生四要》

配　方　　天门冬、麦门冬、熟地黄、生地黄、山药、莲子肉、红枣各等份。每 210 克药材用黄酒 2500 毫升。

制　法　　将前 7 味捣碎，混匀，置容器中，加入黄酒，密封，隔水加热后，静置数日，即可饮用。

功　效　　具有养阴生津、补肾健脾等功效。

适应证　　阴虚津亏并兼有脾肾虚弱所致的腰酸、须发早白、神志不宁、食少等症。有利于延缓因阴虚津少所致的未老先衰现象。

用　法　　不拘时，适量服用。药渣可制成丸剂服用，每丸重 6 克，每次 2 丸，日服 2 次。

周公百岁酒

方　源　《中国医学大辞典》

配　方　黄芪30克，茯神30克，党参15克，白术15克，茯苓15克，熟地30克，生地30克，麦冬15克，陈皮15克，山萸肉15克，枸杞子15克，当归20克，肉桂10克，川芎15克，防风15克，龟板胶15克，五味子12克，羌活12克，高粱酒1500毫升。

制　法　将以上18味药挑拣干净，去杂质，共捣为粗末，用清洁纱布包好，放入盛酒容器中，加盖密封，浸泡60天。

功　效　具有补气和血、益精补髓等功效。周公百岁酒是中医传统补酒，受到历代医家的推崇，它用多种中药，补脾肺之气，益肝肾之阴，和血脉，填精髓，使精血旺盛，气血充沛，运化调和，神清心宁，故可活百岁矣。此方阴阳兼顾，配伍全面，对体弱久病或中老年仁体衰者，常服可令阴阳气血两和，百病可祛。

适应证　气血虚弱，腰膝酸软，神疲乏力，怔忡健忘，自汗盗汗，畏寒易感等。

用　法　每日2～3次，每次20～30毫升，空腹温服。

长生酒

方　源　《惠直堂经验方》

配　方　枸杞子、茯神、生地、熟地、山萸肉、牛膝、远志、五加皮、石菖蒲、地骨皮各18克，好酒适量。

制　法　将上药盛于绢袋中，放入酒中，浸泡2周。

功　效　具有补益肝肾、延缓衰老等功效。

适应证　适用于肝肾不足、腰膝乏力、心悸、健忘、须发早白等症。

用　法　每日服1～2小杯，日服1次。忌食萝卜。

山茱萸酒

方　源　《中国药膳学》

配　方　山茱萸 30 ～ 70 克，白酒 500 克。

制　法　山茱萸洗净，入白酒内浸泡 7 天。

功　效　具有补益肝肾、敛汗涩精之功效。

适应证　肾虚腰痛、遗精、体虚多汗等症。

用　法　每服 10 ～ 20 毫升，每日 1 ～ 2 次。

女贞子酒

方　源　《本草纲目》

配　方　女贞子 200 克，低度白酒 500 毫升。

制　法　冬季果实成熟时采收，将女贞子洗净，蒸后晒干，放入低度白酒中，加盖密封，每日振摇 1 次，1 周后开始服用。

功　效　补益肝肾，活血祛斑，抗衰强身。女贞为木樨科女贞属常绿灌木或乔木植物，花语为“生命”。女贞的成熟果实有药用价值，采收成熟果实晒干或置热水中烫过后晒干，中药称为女贞子。其性凉，味甘苦，可滋补肝肾、明目乌发。

适应证　老年脂褐质斑。阴虚内热、腰膝酸软、头晕目眩、肢体乏力、肾虚腰痛、须发早白、心烦失眠、口燥咽干、面色潮红、手足心热、舌红、脉弦细数。

用　法　每日 1 ～ 2 次，每次 1 小盅。

活血化瘀类

用于月经不调、痛经、瘀血性产后出血症、冠心病、轻度心绞痛者，主要由红花、桃仁、当归、益母草、丹参、田七等具有活血祛瘀作用的中药制成。常用的药酒有红花酒、红糖醴、地黄煮酒、当归元胡酒、田七补酒、当归红花酒、当归地黄酒、丹参酒、茶根酒等。

红花酒

方　源　《金匮要略》

配　方　红花 100 克，白酒 400 毫升。

制　法　红花放入细口瓶中，加入白酒，浸泡 1 周，每日振摇 1 次。

功　效　方中红花活血祛瘀力强，放白酒中浸制，借酒的辛温行散、活血行气之性，以增强药性和便于药力迅速到达全身经脉。红花有草红花和番红花（藏红花）之别。这里用的是草红花。

适应证　妇女血虚、血瘀性痛经症。

用　法　必需时服用 10 毫升，也可兑凉白开水 10 毫升和加红糖适量。孕妇忌服。

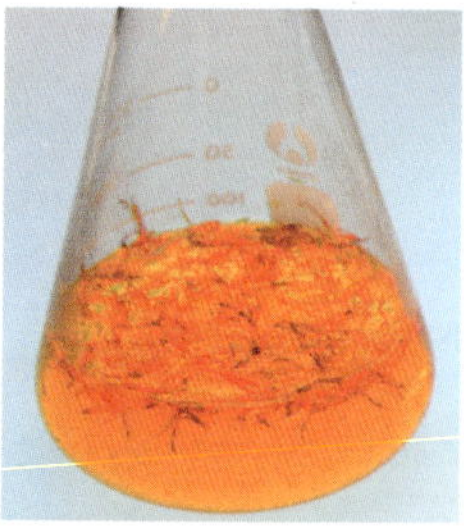

草红花

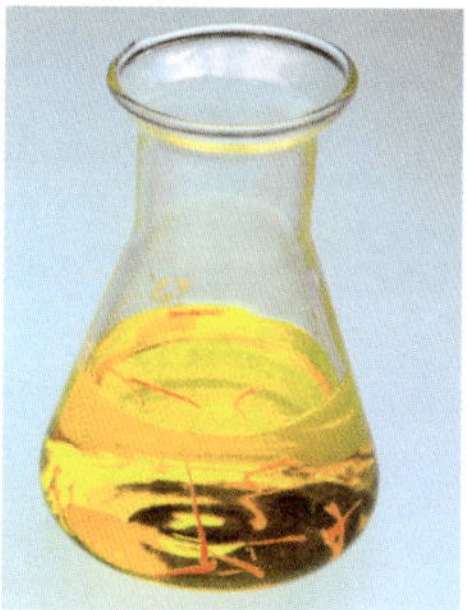

番红花

红糖醴

方　源　《子母秘录》
配　方　米酒 50 毫升，红糖 10 克。
制　法　米酒和红糖同置小锅中，以小火煮沸，待糖溶化后，停火。
功　效　红糖味甘性温，能补中暖肝，活血化瘀。辅以米酒，促进血气运行，增强疗效。
适应证　感寒性腹痛、腹泻等。
用　法　趁热顿服。

地黄煮酒

方　源　《太平圣惠方》
配　方　米酒 200 毫升，生地黄 6 克，益母草 10 克。
制　法　米酒倒入瓷杯中，再加生地黄、益母草，把瓷杯放在有水的蒸锅中加热蒸炖 20 分钟。
功　效　方中益母草活血祛瘀，生地止血，制成酒剂，通达经络，助行药力。
适应证　瘀血性产后出血症。
用　法　每次温饮 50 毫升，每日 2 次。脾虚泄泻，胃虚食少，胸膈多痰者慎食。

当归元胡酒

方　源　《儒门事亲》

配　方　当归 15 克，元胡 15 克，制没药 15 克，红花 15 克，白酒 1000 毫升。

制　法　将上述 4 味药材一并捣成粗末，装入纱布袋内；放入干净的器皿中，倒入白酒浸泡，封口；7 天后开启，去掉药袋，过滤去渣备用。

功　效　有活血行瘀之功效，主治妇女因气滞血瘀引起的痛经，以及血滞经闭、产后瘀阻腹痛、癥瘕积聚、跌打损伤瘀痛等症。当归补血活血、调经止痛、润肠通便。元胡活血利气、止痛、通小便。制没药活血止痛，消肿生肌。红花活血法瘀，止痛通经。

适应证　妇女因气滞血瘀引起的痛经，以及血滞经闭、产后瘀阻腹痛、癥瘕积聚、跌打损伤瘀痛等症。

用　法　每次 10 ～ 15 毫升，每日早晚各 1 次，将酒温热空腹服用，孕妇忌服此酒。

田七补酒

方　源　市售成品酒

配　方　白酒、田七、黄精、枸杞子、黑枣、益智仁、白糖。

保质期　10 年

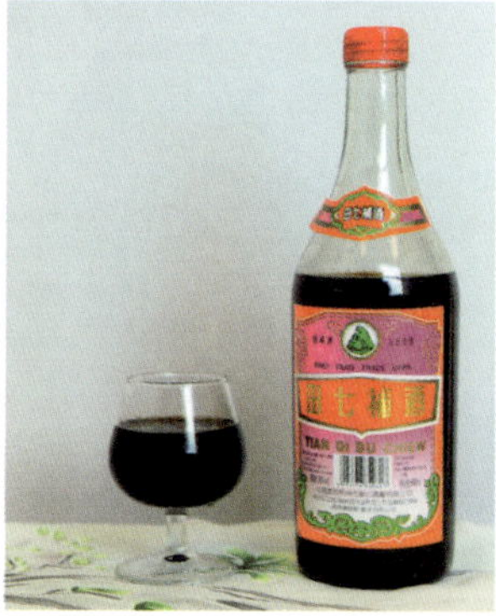

当归红花酒

方　源　《本草纲目》

配　方　当归 30 克，红花 20 克，丹参 15 克，月季花 15 克，米酒 1500 毫升。

制　法　将上述 4 味药材研成细末，装入白纱布袋内；放进干净的器皿中，倒入米酒浸泡，封口；7 天后开启，去掉药袋，澄清后即可饮用。

功　效　具有理气活血、调经养血等功效。当归补血活血，止痛润肠，治疗血虚，又可用于痛经。丹参、红花活血祛瘀，通经止痛，养血安神，为调经之要药。月季花疏肝解郁，活血调经。

适应证　月经不调、痛经等症。

用　法　每次 15 ～ 30 毫升，每日 2 次，将酒温热空腹服用。

当归地黄酒

方　源　民间验方

配　方　生地黄 50 克，当归尾 50 克，黄酒 500 毫升。

制　法　将上述 2 味药材一并捣成粗末；放进锅中，倒入黄酒，在火上煮 1 小时；然后过滤去渣，装瓶备用。

功　效　具有补血止血的功效。地黄滋阴养血，治疗吐血、衄血、妇女月经不调、崩漏腹痛等症。当归补血和血，调经止痛，当归尾有止血的作用。但当归性滑，生地黏腻，所以脾胃虚寒、湿阻中满及大便溏泄者应慎服。

适应证　产后血崩、腹痛等症。

用　法　每次 20 毫升，每日 3 次，将酒温热空腹服用。

丹参酒

方　源　《中药制剂汇编》

配　方　丹参 300 克，米酒适量。

制　法　将丹参切碎；倒入适量的米酒浸泡 15 天；而后滤出药渣压榨出汁，将药汁与药酒合并；再加入适量米酒，过滤后装入瓶中备用。

功　效　具有养血安神等功效。丹参味苦，性微寒，入肝肾二经，活血，通心包络，去滞生新，调经顺脉，安神宁心，治健忘怔忡，惊悸不寐。药理实验结果表明，丹参有扩张冠状动脉作用，能使冠状动脉血流量增加，并使心率减慢，对防治冠心病等老年性疾病是大有益处的。又因丹参含维生素 E，所以也应有抗衰防老作用。

适应证　神经衰弱，记忆力减退，失眠健忘。

用　法　每次 10 毫升，每日 3 次，饭前将酒温热服用。

茶根酒

方　源　民间验方

配　方　新鲜茶树根 150 克，黄酒 50 毫升。

制　法　将茶树根洗净，切片，加黄酒及适量水，同煎 20 分钟。

功　效　具有强心、治心力衰竭等功效。茶树根有强心作用，对冠心病心力衰竭有一定效果。茶树根味苦，服时不宜加糖调味，因加糖会降低效果。

适应证　可用于冠心病、心力衰竭的辅助治疗，不能作为主要治疗药。

用　法　分 2 次饮服。

抗风湿类

用于风湿病患者，有固春酒、五龙二补酒、牛膝独活酒、秘传药酒、风湿止痛药酒等。其中症状较轻者可选用药性温和的木瓜酒、养血愈风酒等；如果已经风湿多年，可选用药性较猛的蟒蛇酒、三蛇酒、五蛇酒等。

固春酒

方　源	《随息居饮食谱》
配　方	鲜嫩桑枝 120 克，大豆黄卷（或黑豆）120 克，生薏苡仁 120 克，功劳子 120 克，五加皮 60 克，金银花 60 克，木瓜 60 克，蚕沙 60 克，川黄柏 30 克，松仁 30 克，烧酒 5000 毫升，白蜜 120 克。
制　法	将上药以绢袋盛好，烧酒和白蜜同时装入坛内密封，隔水文火加热 1.5 小时后取出，再浸 7 天即可饮用。
功　效	有祛风除湿、宣痹止痛的功用，桑枝祛风通络，五加皮、蚕沙除风湿，薏苡仁利水渗湿，功劳子、金银花、川黄柏清热燥湿，木瓜舒筋活络，辅以松仁、大豆黄卷补益利湿。
适应证	感受风湿，兼有热象的风湿关节疼痛、肿胀、活动不便等症。
用　法	每日饮 1 ～ 2 盅。

五龙二补酒

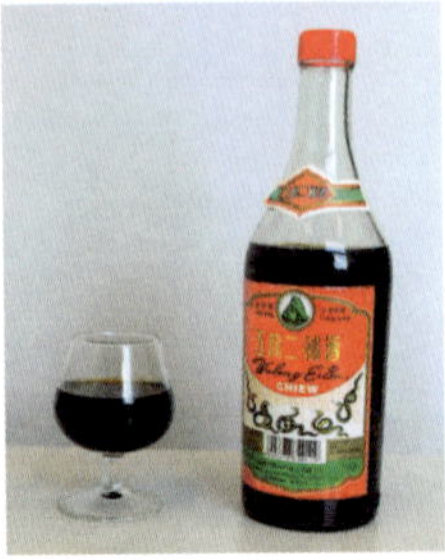

方　源　市售成品酒

配　方　白酒、乌梢蛇、茯苓、山药、枸杞子、肉桂、陈皮、白糖。

酒精度　36 度。

保质期　10 年。

牛膝独活酒

方　源　《千金方》

配　方　桑寄生 30 克，牛膝 45 克，独活 25 克，秦艽 25 克，杜仲 40 克，人参 10 克，当归 35 克，白酒 1000 毫升。

制　法　将所有药材洗净后切碎；放入纱布袋中，缝口；放入酒中，浸泡 30 天；将药渣取出，过滤备用。

功　效　补养气血，益肝强肾，除祛风湿，止腰腿痛。杜仲、牛膝、桑寄生补益肝肾，强筋壮骨。当归、人参养血益气。秦艽祛湿宣痹止痛。

适应证　腰膝发凉、麻木、酸软疼痛，腿足屈伸不利，痹着不仁，肝肾两亏，风寒湿痹。

用　法　每次 20 ～ 30 毫升，每日 1 次（上午 9 ～ 11 点服用为佳）。

秘传药酒

方　源　《万病回春》

配　方　当归、白芍、生地、牛膝、秦艽、木瓜、黄柏、杜仲、防风、白芷、陈皮各30克，川芎、羌活、独活各25克，槟榔18克，肉桂、炙甘草各10克，油松节15克，白酒1500克。

制　法　将白芍炒过，黄柏盐炒，杜仲姜炒，上药捣碎入绢袋中，倒入白酒贮于瓮中，火上煮1小时，去渣备用。

功　效　具有祛风活血、止痛、补肾之功效。

适应证　瘫痪腿痛，手足麻痒不能移动者。如久痛加虎胫骨（酥炙）25克，苍术（炒）30克。

用　法　早晚随量饮。

风湿止痛药酒

方　源　《卫生部药品标准中药成方制剂》

配　方　白酒8000克，乌梢蛇45克，豨莶草150克，川乌头15克，制附子15克，露蜂房45克，甘草15克，红花30克，青风藤30克。辅料：络石藤60克，南藤60克，穿山甲45克，蜈蚣30克，全蝎45克，地鳖45克，牛膝15克，桂枝45克，桑寄生45克，白砂糖2000克。

制　法　将以上各药碎断，装入布袋，放在容器中，加入白酒，密封，每日搅拌1次，浸泡30～40天后取出布袋压榨，合并，过滤，滤液加白糖，搅拌溶解，密封，静置15天，过滤，即成。

功　效　祛风散寒、除湿通络。

适应证　风寒湿痹、关节疼痛等症。

用　法　每日服2～3次，每次服10～15克，孕妇及小儿忌服。

补肾壮阳类

用于肾阳虚、阳痿者，主要由鹿茸、淫羊藿、巴戟天等制成。有对虾酒、至宝三鞭补酒、鹿筋补酒、蛇鞭雄睾酒、鹿茸大补酒、劲力补酒、蛤蚧大补酒等。

对虾酒

方　源　《本草纲目拾遗》

配　方　新鲜大对虾一对，60 度白酒 250 毫升。

制　法　大对虾置大口瓶或瓷罐中，加入白酒密封浸泡 1 周。

功　效　对虾又名明虾、大虾、海虾。味甘、咸。入肝、肾经。具有补肾壮阳、益气开胃、祛风通络的功效。对虾分布于长江以北沿海的浅海泥沙底。对虾大者长 17 ～ 20 厘米，肉肥色白。肉厚鲜美，营养丰富，烹食为佳肴。其功能与青虾相近，但通乳托毒以青虾为长，益气开胃以对虾为长。《本草纲目》记载：肾阳不足，脾虚食少：活对虾酒浸炒食。

适应证　性机能减退，阳痿。

用　法　每日随量饮酒，也可佐餐。酒尽时，烹食对虾分顿食用。阴虚火旺者忌。

至宝三鞭补酒

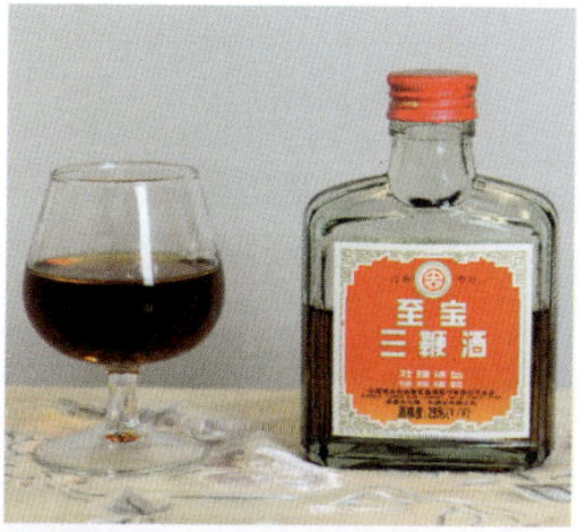

方　源　　市售成品酒

配　方　　广狗鞭、海狗鞭、梅鹿鞭及其他四十余种名贵中药材。

功　效　　壮腰补血、健脑补肾。

适应证　　体质虚弱、四肢乏力、未老先衰、失眠多梦、腰背酸痛、用脑过度、头晕血虚、惊悸健忘、自汗虚汗、畏寒肢冷、面色苍白、气虚食减等症。

用　法　　服饮随量、随时可服。

鹿筋补酒

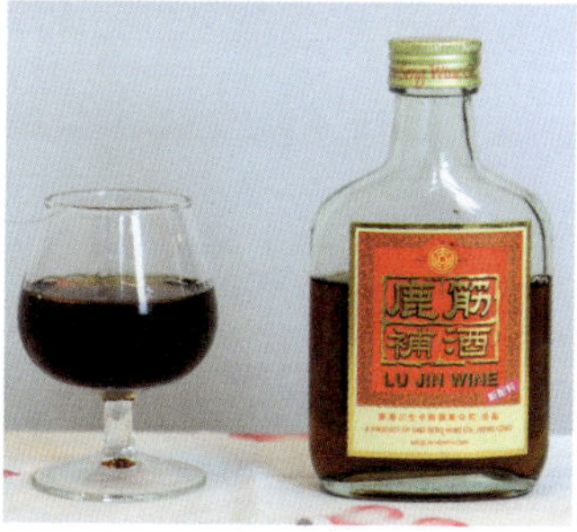

方　源　　市售成品酒

配　方　　鹿筋、牛膝、千年健、独活、萆薢、五加皮、羌活、木香、薏苡仁、丹参、山茱萸、米酒、黑糯米酒。

蛇鞭雄睾酒

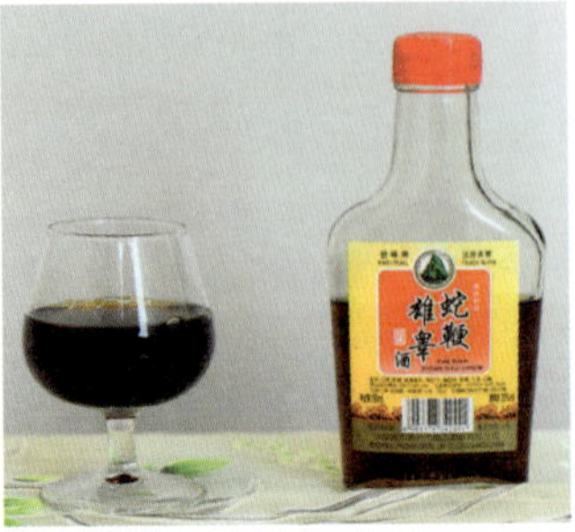

方　源　　市售成品酒

配　方　　白酒、蛇鞭、雄鸡睾丸、枸杞子、龙眼肉、黑枣、丁香、白糖。

保质期　　10 年。

鹿茸大补酒

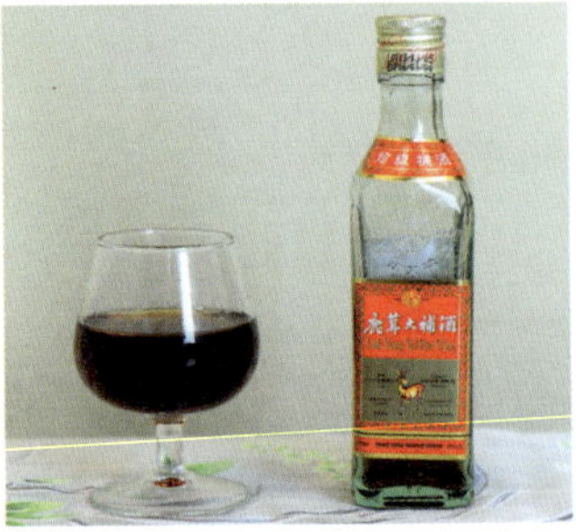

方　源　　市售成品酒

配　方　　鹿茸、鹿尾（鹿尾羓）、人参、灵芝、杜仲、淫羊藿、龟甲（龟板）、蛤蚧、原蚕蛾（雄蚕蛾）、制何首乌、黄芪、巴戟天、牛膝、白术、党参、酸枣仁、远志、续断、菟丝子、肉桂、枸杞子、茯苓、当归、熟地黄、补骨脂、女贞子、砂仁、海马等。

制　法　　由上列药材配以高粱酒、黑糯米酒浸提而成。

功　效　　补肾益精、健脾益气、养血宁神、强筋健骨。

适应证　　因气血不足，肾阳虚引起的腰膝酸软无力，畏寒肢冷，神疲食少，睡眠不酣，面色苍白，唇舌爪甲无华，两目昏花，或自汗；未老先衰或产后体虚（哺乳期过后）见上述症候者。

用　法　　口服，每日 2 次，每次服用 30 毫升。

劲力补酒

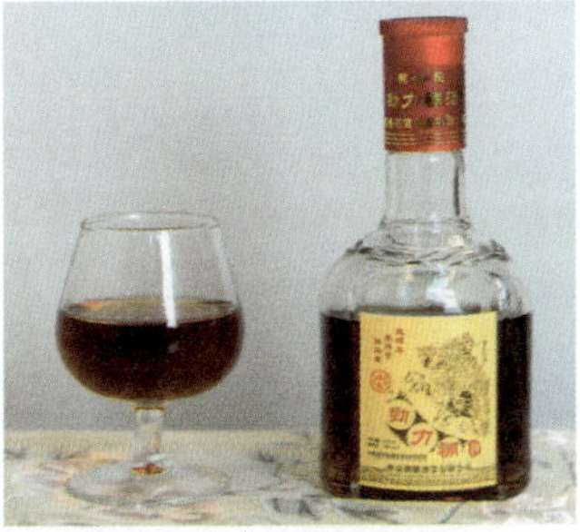

方　源　市售成品酒

配　方　本品精选人参、鹿茸、蛤蚧、巴戟天、肉桂、补骨脂、芡实、山药、枸杞子、远志、沉香、覆盆子、山茱萸、黄芪、桑螵蛸、蛇床子、菟丝子、肉苁蓉、当归、熟地等。

制　法　以上列名贵中药材为原料，经特殊工艺精制而成。

功　效　益精血、养肝肾、强筋骨。

适应证　气虚体弱，肝肾不足，腰膝无力。

用　法　服饮随量，随时可服。久置有微量中药成分析出，不影响正常饮用。

蛤蚧大补酒

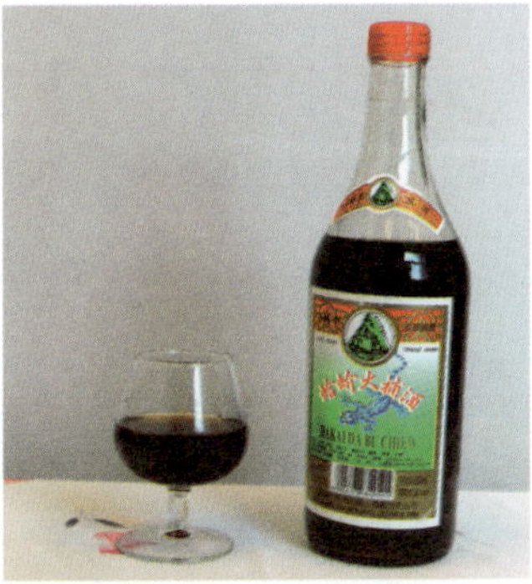

方　源　市售成品酒

配　方　白酒、蛤蚧、枸杞子、龙眼肉、黄精、黑枣、白糖。

保质期　10 年。

酒精度　36 度。

附：酒疗常用药材性味、功效及适应证一览表

名称	药用部位	性味	功效	适应证
人参 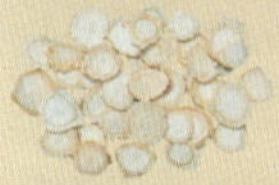	为五加科植物人参的根及根茎，现多用栽培品种。	味甘、微苦，性微温。	大补元气，复脉固脱，补脾益肺，生津养血，安神益智。	体虚欲脱，肢冷脉微，脾虚食少，肺虚喘咳，津伤口渴，内热消渴，气血亏虚，久病虚羸，惊悸失眠，阳痿宫冷。
丁香 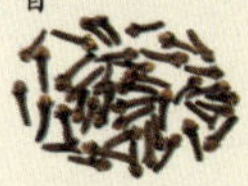	为桃金娘科植物丁香的花蕾。	味辛，性温。	温胃降逆、温肾助阳。	胃寒呃逆、呕吐和肾虚阳痿、寒湿带下等症。
三七（田七、参三七） 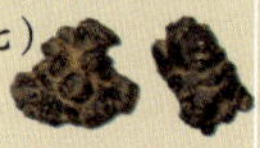	为五加科植物三七的根及根茎。	味甘、微苦，性温。	散瘀止血、消肿定痛。	咯血，吐血，衄血，便血，崩漏，外伤出血，胸腹刺痛，跌扑肿痛。
山楂 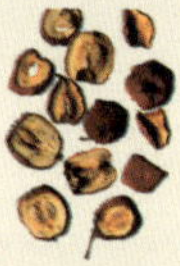	为蔷薇科植物山楂或野山楂的果实。	味酸、甘，性微温。	消食积，散瘀血，驱绦虫。	肉食积滞，瘀血性疼痛，产妇恶露不尽，高血压、冠心病，小儿脾虚久泻，以及急慢性肾盂肾炎等病症。
山茱萸（山萸肉） 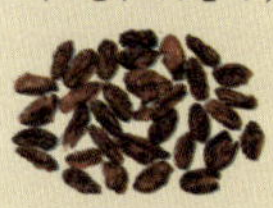	为山茱萸科植物山茱萸的果肉。	味酸，性微温。	补益肝肾、涩精止汗。	眩晕、耳鸣、腰膝酸痛、遗精、尿频、虚汗不止等症。
川芎 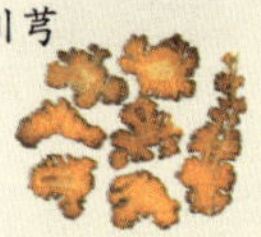	为伞形科蒿本属植物川芎的根茎。	味辛，性温。	活血行气、祛风止痛。	中风头痛、风湿痹证、血郁气滞、疮疡肿痛、月经不调等症。
天门冬（天冬） 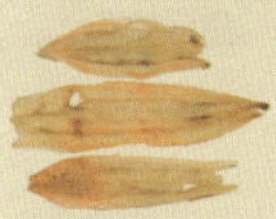	为百合科植物天门冬的块根。	味甘、微苦，性寒。	养阴润燥、清肺止渴祛痰。	阴虚发热、干咳、咯血，以及热病伤阴、口渴便秘等症。
女贞子 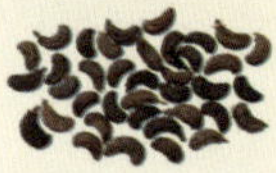	为木樨科植物女贞的果实。	味甘、苦，性平。	补肾滋阴、养肝明目。	阴虚内热、腰膝酸软、头晕、目昏、耳鸣、遗精等症。

续表

名称	药用部位	性味	功效	适应证
木香 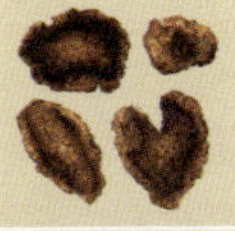	为菊科植物木香的根。	味辛、性温。	健脾消食、行气止痛。	食后气滞、脘腹胀痛、泻痢后重等症。
木瓜 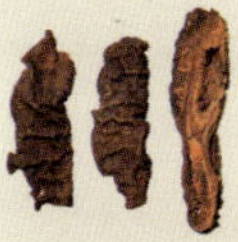	为蔷薇科木瓜属植物贴梗海棠的果实。	味酸，性温。	舒经活络、化湿和胃。	风湿痹证，手足麻木，腰膝疼痛，筋骨无力，每伍祛风湿药同用；用于湿浊伤中，吐泻转筋，脚气肿痛，冲心烦闷。常配温化寒湿药。
牛膝 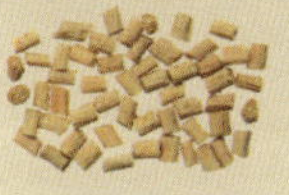	为苋科植物牛膝的根。	味苦，性平。	逐瘀血、通经脉、补肝肾、强筋骨。	瘀血疼痛、虚火牙痛，以及肝肾不足之腰膝酸痛、筋骨无力等症。
月季花 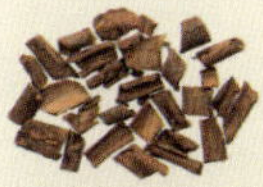	为蔷薇科植物月季的花蕾或花。	味辛，性微寒。	活血化瘀、凉血祛风。	血热经闭腹痛，或血热风盛之皮肤瘙痒等症。
五加皮（南五加皮） 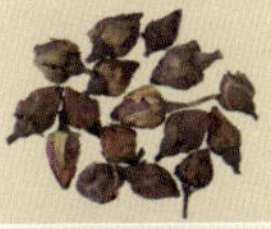	为五加科植物细柱五加的根皮。	味辛、苦，性温。	祛风除湿，补益肝肾，强筋壮骨，利水消肿。	风湿痹病，筋骨痿软，小儿行迟，体虚乏力，水肿，脚气。
五味子 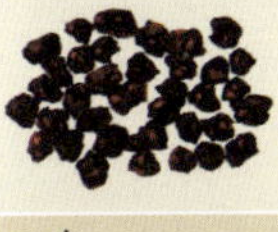	为木兰科植物北五味子的成熟果实。	味酸，性温。	敛气敛汗、益气生津、涩肠止泻。	肝肾不足之咳喘，气阴两伤所致的心悸、口渴、心烦、自汗，以及遗精、晨泻等症。
丹参 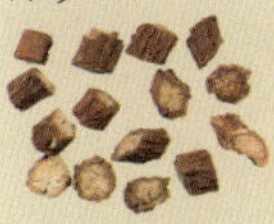	为唇形科植物丹参的根。	味苦，性微寒。	活血化瘀。	闭经、痛经，或瘀血疼痛、肿毒等症。
生姜 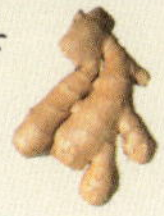	为姜科植物姜的新鲜根茎。	味辛，性温。	发表散寒，健脾止呕，解毒。	风寒感冒、咳嗽多痰、胃寒呕吐，以及食鱼蟹中毒吐泻等病症。

续表

名称	药用部位	性味	功效	适应证
石菖蒲 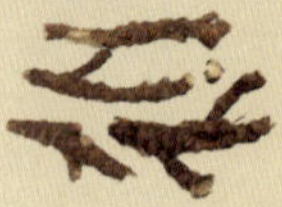	为天南星科植物石菖蒲的根茎。	味辛，性微温。	开窍、豁痰、理气、活血、散风、祛湿。	癫痫、痰厥、热病神昏、健忘、气闭、耳聋、心烦胸闷、胃痛、胸痛、腹痛、风寒湿痹、痈疽肿毒、跌打损伤等症。
白术 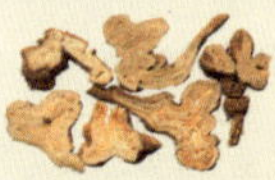	为菊科植物白术的根茎。	味甘、苦，性温。	健脾益气、燥湿利水、止汗安胎。	脾气衰弱之食少倦怠、便溏泄泻、水肿自汗，以及胎动不安等症。
白芷 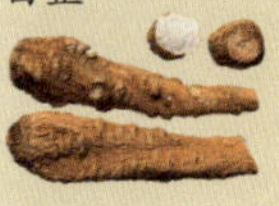	为伞形科植物白芷或杭白芷的根。	味辛，性温。	祛风解表、散湿止痛、消肿排脓。	风寒感冒、头痛、牙痛、眉棱骨痛、鼻渊、肠风痔漏、赤白带下等症。
白花蛇 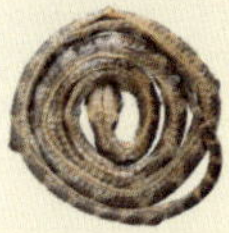	为蝮蛇科动物五步蛇或眼镜蛇科动物银环幼蛇等除去内脏的全体。	味甘咸，性温。	祛风湿，透筋骨，定惊搐。	风湿瘫痪、骨关节疼痛、小儿惊风搐搦、破伤风等病症。
甘草 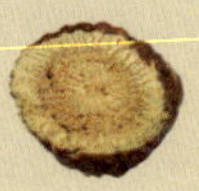	为豆科植物甘草的根及根茎，晒干生用。	味甘，性平。	补气润肺、泻火解毒、缓急止痛。	气虚乏力、食少便溏、咳嗽气喘、咽喉肿痛、疮疡肿毒，以及脘腹、四肢痉挛作痛等症。
生地黄 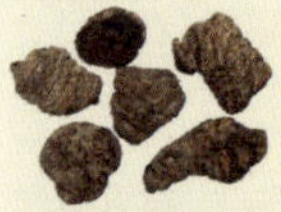	为玄参科植物地黄的新鲜或干燥的块根。	味苦、甘，性寒。	清热凉血，养阴生津。	热入营血，温毒发斑，吐血衄血，热病伤阴，津伤便秘，阴虚发热，骨蒸劳热，内热消渴。
仙茅 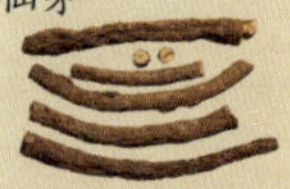	为仙茅科植物仙茅的根茎。	味辛，性温。	温肾壮阳、散寒除湿。	阳痿、遗精、小便频数、遗尿、寒湿痹痛、腰膝酸软、胃腹冷痛等症。
冬虫夏草 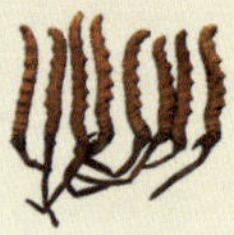	为麦角菌科植物冬虫夏草寄生在蝙蝠蛾科昆虫虫草蝙蝠蛾幼虫上的子座及幼虫尸体的复合体。	味甘，性平。	补肺、益肾阳。	久咳久喘、痨咳咯血、阳痿遗精、不孕，以及病后体虚不复、畏寒自汗等症。

续表

名称	药用部位	性味	功效	适应证
肉桂（桂皮）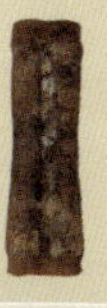	为樟科樟属植物肉桂的树皮。	味辛、甘，性热。	温阳散寒解毒功效。	命门火衰、腰膝冷痛、小腹阴寒、肢冷脉微、久泄久痢、元阳虚脱、以及虚阳浮越、上热下寒、寒凝经闭、阴疽、流注等病症。
肉豆蔻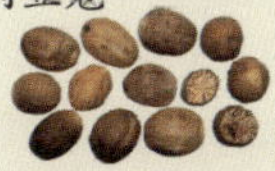	为肉豆蔻植物肉豆蔻的种仁。	味甘，性温，	温脾开胃、行气止泻。	肠胃虚寒气滞、脘腹胀痛、食少呕吐，以及久泻久痢等症。
地龙（蚯蚓）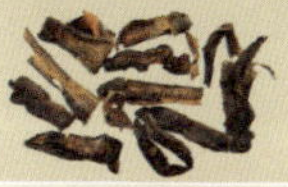	为巨蚓科动物参环毛蚓的全体。	味咸，性寒。	清热定惊、清肺平喘、通行经络。	高热惊风、肺热咳喘，以及半身不遂等症。
何首乌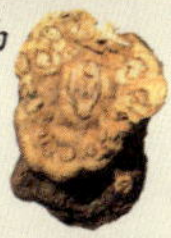	为蓼科植物何首乌的块根。	味苦涩，性微温。	补肝肾、益精血。	肝肾精血亏虚所致的腰膝酸痛、头晕目黑、须发早白、早脱等症。
杜仲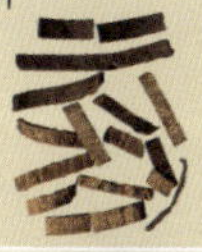	为杜仲科植物杜仲的树皮。	味甘，性温。	益气健脾，补肾安神。	脾肺气虚，体虚乏力，食欲不振，肺肾两虚，久咳虚喘，肾虚腰膝酸痛，心脾不足，失眠多梦。
阿胶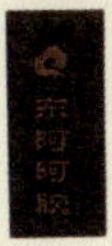	为马科动物驴的皮去毛后熬制而成的胶块。	味甘，性平。	滋阴润肺、补血、止血、安胎。	血虚、虚劳出血如咯血、衄血、尿血、便血、崩漏、月经不调、肺燥咳嗽等症。
玫瑰花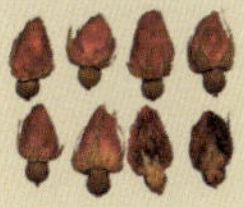	为蔷薇科植物玫瑰的花。	味甘微苦，性温。	理气解郁、和血散瘀。	气滞腹痛、吐血咯血、月经不调、带下、痢疾、疮疡肿毒等症。
狗脊（金毛狗脊）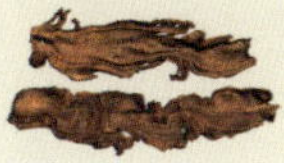	为蚌壳蕨科植物金毛狗脊的根茎。	味苦、甘，性温。	补肝肾、强筋骨、除风湿。	肝肾不足、腰背酸痛、脚软无力、尿频、遗溺、风湿痹痛等症。

续表

名称	药用部位	性味	功效	适应证
刺五加 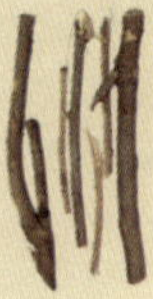	为五加科植物刺五加的根及根茎或茎。	味辛，微苦，性温，无毒。	大补元气，复脉固脱，益气摄血。	阴血不足，虚烦失眠，心悸怔忡，肠燥便秘，阴虚盗汗。
茯苓 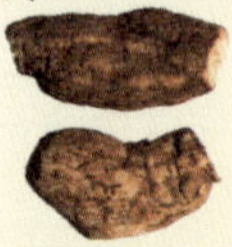	为多孔菌科植物茯苓的干燥菌核。	味甘、淡，性平。	养心安神，润肠通便，止汗。	水肿尿少，痰饮眩悸，脾虚食少，便溏泄泻，心神不安，惊悸失眠。
枳实 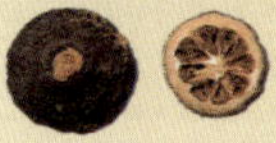	为芸香科柑橘属植物酸橙及香圆的幼果。	味苦、辛、酸，性微寒。	破气消积，化痰散痞。	积滞内停，痞满胀痛，泻痢后重，大便不通，痰滞气阻，胸痹，结胸，脏器下垂。
枸杞子 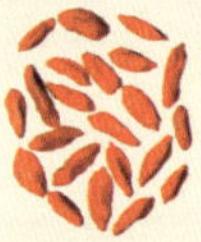	为茄科植物枸杞的成熟果实。	味甘，性平。	滋补肝肾、益精明目。	虚劳精亏，腰膝酸痛，眩晕耳鸣，阳痿遗精，内热消渴，血虚萎黄，目昏不明。
香橼 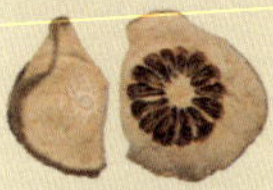	为芸香科植物香橼的成熟果实。	味辛、苦、酸，性温。	疏肝理气，宽中，化痰。	肝胃气滞，胸胁胀痛，脘腹痞满，呕吐噫气，痰多咳嗽。
砂仁（缩砂仁） 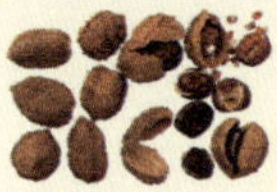	为姜科植物阳春砂的成熟果实。	味辛，性温。	调中行气、醒脾和胃。	胃脘胀痛、食滞呕吐、寒泻冷痢、妊娠胎动等症。
红花（草红花，红兰花 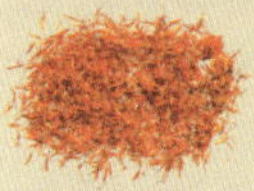	为菊科植物红花的花。	味辛，性温。	活血通经、消肿止痛。	血寒性闭经、痛经以及瘀血性疼痛等症。
威灵仙 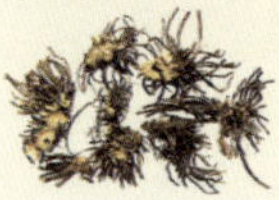	为毛茛科铁线莲属植物威灵仙的根和根茎。	味辛、微苦，性温。	祛风除湿、通络止痛。	风寒湿痹、关节不利、四肢麻木、跌打损伤等症。

续表

名称	药用部位	性味	功效	适应证
桑葚 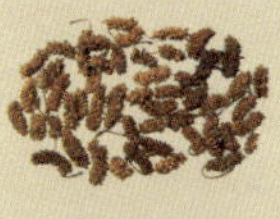	为桑科植物桑的果穗。	味甘，性寒。入肝、肾经。	补肝益肾，熄风滋液。	肝肾阴亏、目暗耳鸣、须发早白、腰膝酸软、消渴、贫血、心肾衰弱不寐、习惯性便秘，血虚腹痛以及淋巴结核等病症。
桑寄生 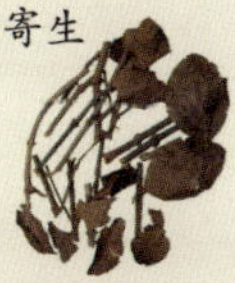	为桑寄生科植物桑寄生的带叶茎枝。	味甘、苦，性平。	补肝肾、祛风湿、强筋骨、安胎。	风湿痹痛，腰膝酸软，筋骨无力，崩漏经多，妊娠漏血，胎动不安，头晕目眩。
桂花 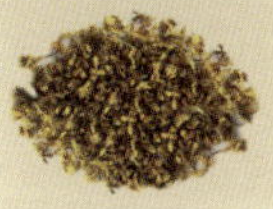	为木犀科桂花的花。	味辛、性温。	温肺化饮、散寒止痛、舒畅精神，净化身心，平衡神经、芳香辟秽。	并可润肠通便、健胃整肠、增进食欲，适用于肠胃功能较弱的人士。
益母草 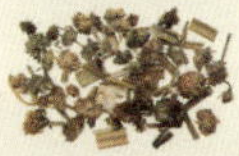	为唇形科益母草属植物益母草的全草。	味苦、辛，性微寒。	调经活血、祛瘀生新、利尿消肿。	可用于月经不调、痛经、经闭、恶露不尽、急性肾炎水肿等症。
淫羊藿 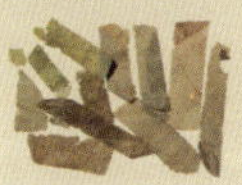	为小檗科淫羊藿的干燥地上部分。	味辛，性温。	补肾阳、强筋骨、祛风湿。	阳痿、腰膝痿弱、四肢麻痹、神疲健忘及更年期高血压症。
菊花 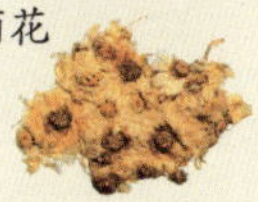	为菊科植物菊的头状花序。	味甘、苦，性微寒。	散风清热，平肝明目，清热解毒。	风热感冒，头痛眩晕，目赤肿痛，眼目昏花，疮痈肿毒。
黄芪 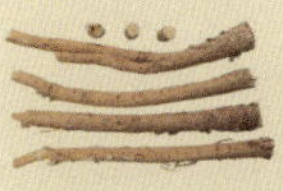	为豆科植物黄芪的根。	味甘，性微温。	补气升阳，固表止汗，利水消肿，生津养血，行滞通痹，托毒排脓，敛疮生肌。	气虚乏力，食少便溏，中气下陷，久泻脱肛，便血崩漏，表虚自汗，气虚水肿，内热消渴，血虚萎黄，半身不遂，痹痛麻木，痈疽难溃，久溃不敛。
黄精 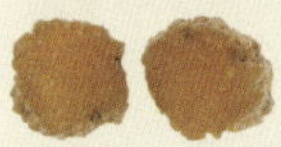	为百合科植物黄精的根茎。	味甘，性平。	补气养阴，健脾，润肺，益肾。	脾胃气虚，体倦乏力，胃阴不足，口干食少，肺虚燥咳，劳嗽咳血，精血不足，腰膝酸软，须发早白，内热消渴。

续表

名称	药用部位	性味	功效	适应证
鹿茸 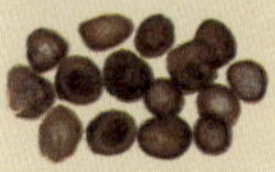	为鹿科鹿属动物梅花鹿和马鹿尚未骨化的幼角。	味甘咸，性温。	温肾壮阳、生精益血、强筋补髓。	虚劳羸瘦、血虚眩晕、腰膝酸痛、阳痿滑精、虚寒血崩等症。
干姜 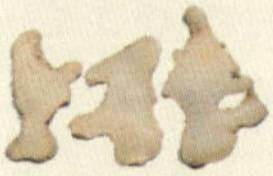	为姜科植物姜的根茎。	味辛，性热。	温中散寒、回阳通脉，温肺化饮。	脘腹冷痛，呕吐泄泻，肢冷脉微，寒饮喘咳等症。
橘皮（陈皮） 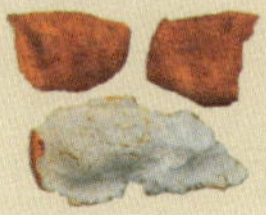	为芸香科植物多种橘类的果皮。	味辛、苦，性温。	理气健脾，燥湿化痰。	脘腹胀满，食少吐泻，胸闷气短，咳嗽痰多。
麦冬 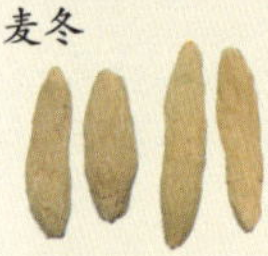	为百合科植物沿阶草的小块根。	味甘、微苦，性微寒。	养阴生津，润肺清心。	肺燥干咳，阴虚痨嗽，喉痹咽痛，津伤口渴，内热消渴，心烦失眠，肠燥便秘。
眼镜蛇 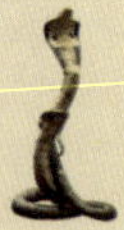	为眼镜蛇科动物眼镜蛇除去内脏的全体。	味甘咸，性温，有毒。	通经络，祛风湿。	风湿性关节炎、脚气等。
补骨脂（破故纸） 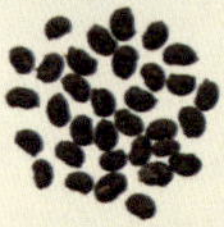	为豆科植物补骨脂的种子。	味苦、辛，性温。	温肾助阳，纳气平喘，温脾止泻。	肾阳不足，阳痿遗精，遗尿尿频，腰膝冷痛，肾虚作喘，五更泄泻。
当归 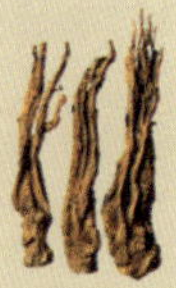	为伞形科植物当归的根。	味甘、辛，性温。	补血活血、行气止痛。	血虚血瘀性疼痛、创伤疼痛、闭经、痛经以及月经不调等症。
蜂蜜 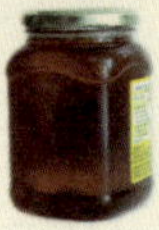	为蜜蜂科昆虫中华蜜蜂等所酿的蜜糖。	味甘，性平。	补中润燥，缓急解毒。	肺燥咳嗽、肠燥便秘、胃腹疼痛、病后虚弱、小儿营养不良、老年体衰等病症。

续表

名称	药用部位	性味	功效	适应证
槟榔 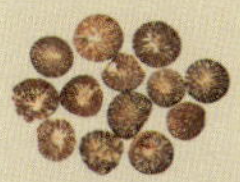	为棕榈科植物槟榔的种子。	味苦、辛，性温。	破积、下气、行水、杀虫。	食积、泻痢后重、脘腹胀痛、水肿、虫积等症。
熟地黄 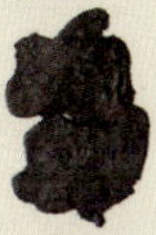	为玄参科植物地黄的块根。	味甘，性微温。	补血滋阴、益精填髓。	血虚萎黄，心悸怔忡，月经不调，崩漏下血，肝肾阴虚，腰膝酸软，骨蒸潮热，盗汗遗精，内热消渴，眩晕，耳鸣，须发早白。
远志 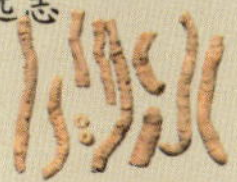	为远志科植物远志的根。	味辛、苦，性温。	安神益智、交通心肾，祛痰，消肿。	心肾不交引起的失眠多梦，健忘惊悸，神志恍惚，咳痰不爽，疮疡肿毒，乳房肿痛。
薤白 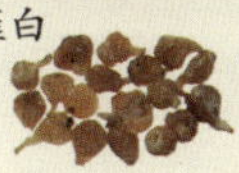	为百合科植物小根蒜的鳞茎。	味苦辛，性温。	理气宽阳散结。	胸痹心痛彻背、心绞痛、脘痞不舒、干呕、泻痢后重等症。
覆盆子 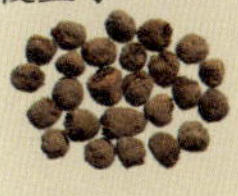	为蔷薇科植物掌叶覆盆子的果实。	味甘、酸，性平。	补肾固涩。	肝肾不足、遗精、早泄、阳痿、尿频、遗尿等症。
党参 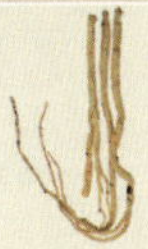	为桔梗科植物党参的根。	味甘，性平。	健脾益肺，养血生津。	脾肺气虚，食少倦怠，咳嗽虚喘，气血不足，面色萎黄，心悸气短，津伤口渴，内热消渴。
续断（川断） 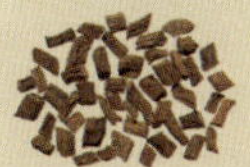	为川续断科植物川续断的根。	味苦、辛、甘，性微温。	肝肾、强筋骨、续折伤、调血脉。	肝肾不足、腰膝酸痛、风湿骨痛、跌打损伤、骨折、崩漏、妊娠、胎动漏血等症。
灵芝 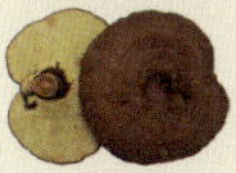	为多孔菌科植物紫芝或赤芝的全株。	味甘，性平。	益气补虚。	虚劳咳嗽、气喘、失眠、消化不良等症。

TIPS

解酒妙法

· 民间流传着许多具有解酒作用的食物或饮品，例如，绿豆汤、甘蔗汁、淡盐水、白萝卜、鲜橙汁、鲜藕汁、生梨汁、香蕉、冬瓜竹叶汤、醋、豆腐、糖茶水、芹菜汁、米汤、荸荠汁等。

这里仅介绍几种简便易行的方法：

· **多饮水**：饮酒后约有 20% 的酒精为胃所吸收，其余的则在肠内慢慢被吸收，再运送至肝脏，肝脏会将酒精分解成乙醛，然后氧化分解产生无毒的醋酸与水。多饮水，是治疗宿醉的基本原则。水可稀释血液中乙醛的浓度，并随尿液排出体外。

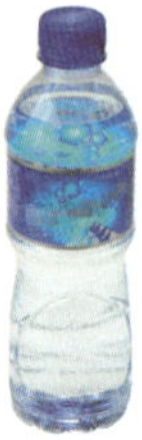

· **薄荷液**：在冰水中加 20 滴薄荷液，并一口饮尽，会感到元气恢复，身心舒畅，精神饱满。

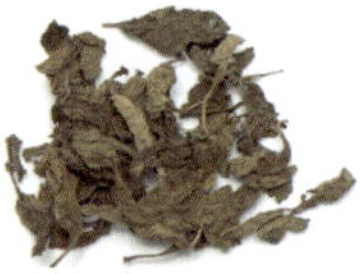

· **柠檬蜂蜜茶**：一杯香浓的柠檬蜂蜜热茶能够促进血液循环，提高消化道功能。果糖是自然界中最好的酒精中和剂。

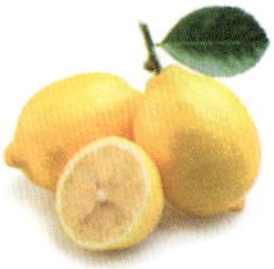

· **西瓜汁**：可除烦止渴，利小便，加速酒精排出体外，使头脑清醒。

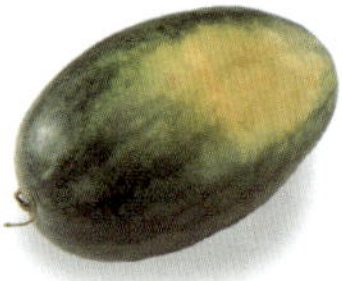

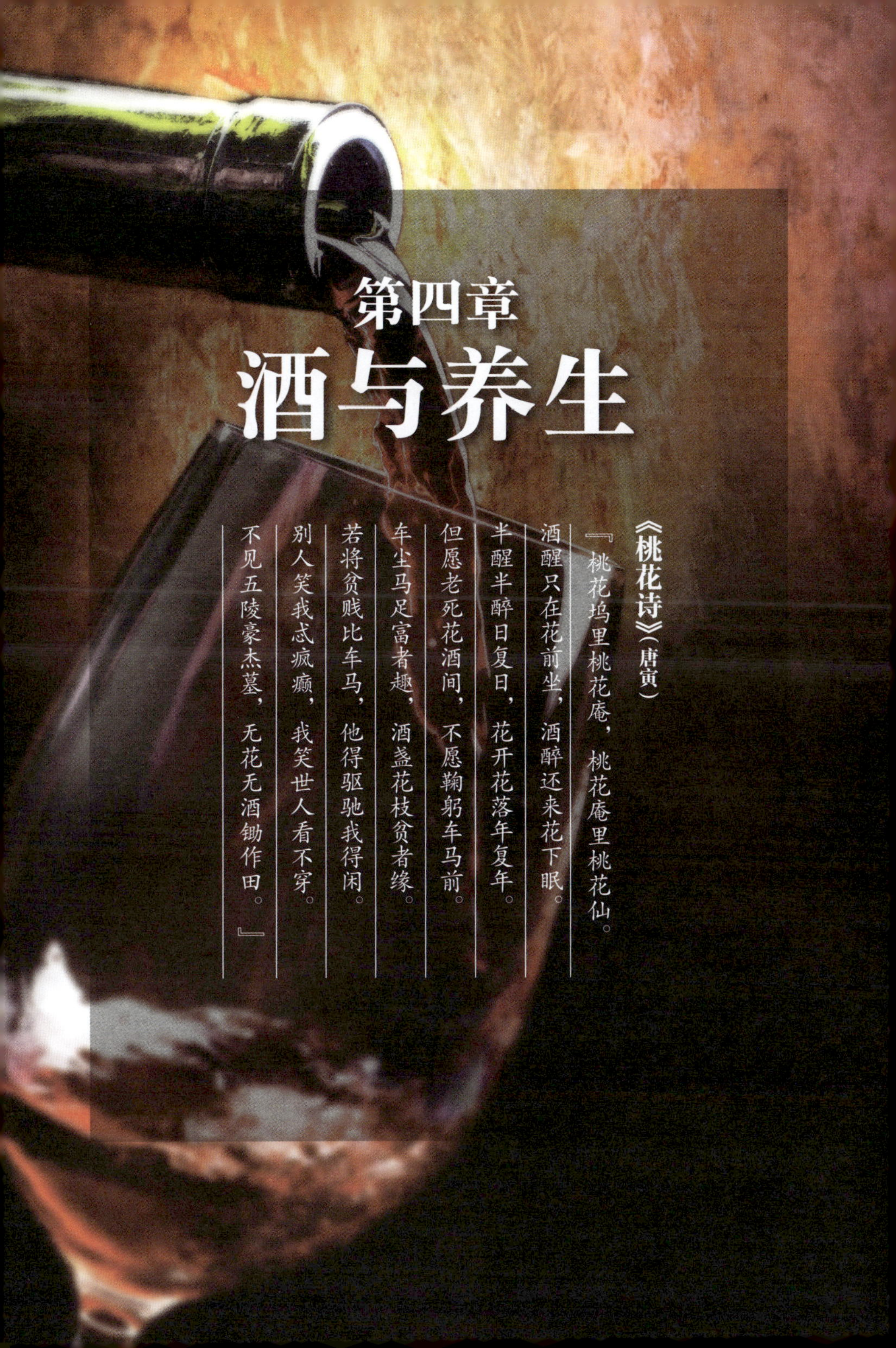

第四章
酒与养生

《桃花诗》（唐寅）

『桃花坞里桃花庵，桃花庵里桃花仙。
酒醒只在花前坐，酒醉还来花下眠。
半醒半醉日复日，花开花落年复年。
但愿老死花酒间，不愿鞠躬车马前。
车尘马足富者趣，酒盏花枝贫者缘。
若将贫贱比车马，他得驱驰我得闲。
别人笑我忒疯癫，我笑世人看不穿。
不见五陵豪杰墓，无花无酒锄作田。』

儒家文化的酒德

中国酒的习俗受儒家酒文化观点的影响很大，儒家讲究。“酒德”两字，最早见于《尚书》和《诗经》，其含义是说饮酒者要有德行。《尚书·酒诰》中集中体现了儒家的酒德，这就是：“饮惟祀”（只有在祭祀时才能饮酒）；“无彝酒”（不要经常饮酒，平常少饮酒，以节约粮食，只有在有病时才宜饮酒）；“禁沉湎”（禁止饮酒过度）。儒家并不反对饮酒，用酒祭祀敬神，养老奉宾，都是德行。

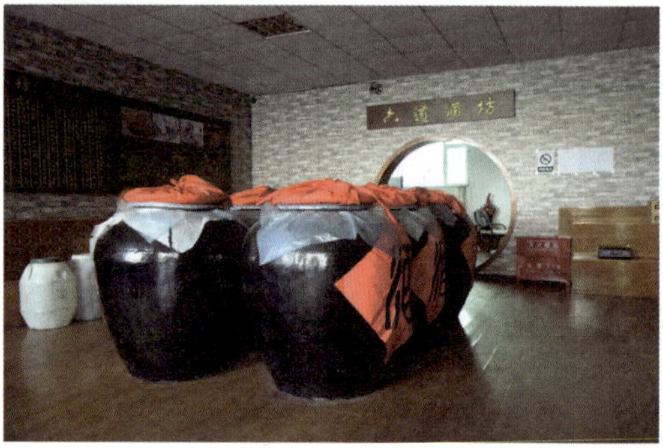

儒家宗孔孟，强调日常生活的调理，并与道德修养和社会思想联系在一起，形成了自己的特点。儒家养生思想大致有如下几个方面。

主张“中庸之道”

中，正也，指持中、中和、适中；庸，常也，指常规。中庸是一种方法和哲理，指把握处理事物的适度。这种度，正如孔子所说的“无过不及”（不偏不倚），“过犹不及”（太过与不及都不恰当）。这同现代养生方法中所提倡的“适度”观点是一致的。

强调精神调摄

养心与养形是养生的重要内容，然而精神与形体之间，具有统帅支配作用的是精神。养生首先要强调精神调摄，而最好的方法是减少物质欲望，即所谓："养心莫善于寡欲"（《孟子·尽心下》）。

"仁"是儒学思想体系的中心

仁，指仁爱、仁义和仁政。孔子首先创仁学，并一直作为孔学的核心思想，主要内涵为仁爱、爱人、仁义、助人。仁、义、礼、智、信合称"五常"。这对中医的医德产生了深刻的影响。

鼓励"自强不息"

认为人应该"学而不厌，诲人不倦"，更应该谦虚好学、"不耻下问"，并认为"三人行，必有我师焉"。孔子一生正如他自己所说："自强不息。"

告诫人们"君子三戒"

孔子还提出了君子三戒，即"少之时，血气未定，戒之在色；及其壮也，血气方刚，戒之在斗；及其老也，血气既衰，戒之在得。"（《论语·季氏》）

注意身体护养

认为合理的安排生活、注意起居有时、劳逸适度、饮食有节等是护养身体的基本原则。

宣导饮食卫生

《论语 · 乡党》："食不厌精，脍不厌细。"饮食精，则营养丰富，脍宜细，则味道美，可增进食欲，有利于消化吸收。并且提醒人们一定要食新鲜、清洁的食物，以防止疾病的发生。

黄酒是中国最古老的独有酒种，被誉为"国粹"，儒家文化乃中国最具特色的民族文化，称之"文化精髓"。两者源远流长，博大精深。黄酒生性温和、风格雅致，酒文化古朴厚重，传承人间真善之美、忠孝之德；儒家内涵讲究中庸之道，细细体味，黄酒与儒家文化可谓一脉相承，有着异曲同工之妙。

儒家把"中"与"和"联系在一起，主张"和为贵"。中庸之道即中正不偏、经常可行之道。中庸既是一种伦理原则，又是一种人与人之间互动的方式方法，中庸之道无处不在，深深地影响着国人的生活。黄酒以"柔和温润"著称，恰与中庸调和的儒家思想相吻合。黄酒集甜、酸、苦、辛、鲜、涩六味于一体，自然融合形成不同寻常之"格"，独树一帜，令人叹为观止。黄酒兼备协调、醇正、柔和、幽雅、爽口的综合风格，恰如国人"中庸"之秉性，被誉为"国粹"也就为之不过了。

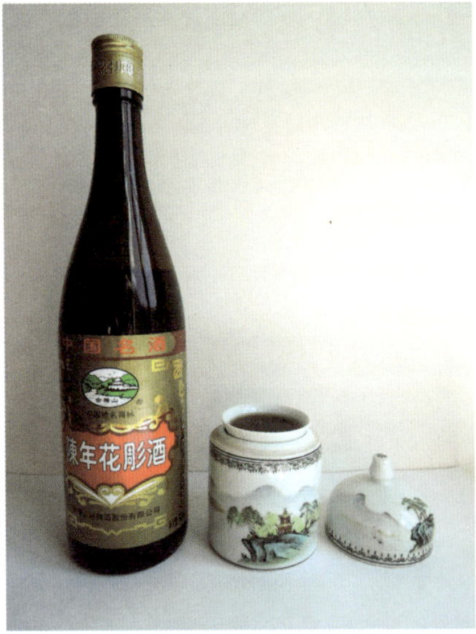

"仁义"黄酒之礼。"仁"是儒家思想的中心范畴和最高道德准则。子曰："仁者，爱人。""克己复礼为仁"，其中"仁"是目标，"克己"而使"礼"得到遵守和恢复是实践途径。孟子则经常以"仁义"并重。"仁"

体现了人与人的关系，是在尊重关怀他人的基础上，获得他人的尊重和关怀。

黄酒是一种物质，它自古与人们结下了不解之缘。酒虽有利有弊，但适度把握，裨益颇多。酒的功能有三：一是可解除疲劳恢复体力，二可药用治病滋补健身，三酒可成礼。黄酒承载着释放人们精神、惠泽健康、表达情感、体现爱心、激发睿智的作用，这与儒家崇尚“仁义”，主张“天地人合一”的精神境界，提倡友善、爱护是息息相通的。

“忠孝”黄酒之德。子曰：“己欲立而立人，己欲达而达人。”孔子认为，忠乃表现于人与人交往中的忠诚老实；孟子说：“诚者，天之道也。”孔子认为孝悌是仁的基础，孝不仅限于对父母的赡养，而应着重对父母和长辈的尊重。孟子更是主张：“老吾老以及人之老，幼吾幼以及人之幼。”儒家这些“忠孝”思想体现了是中国古代传统道德文明，也是中国美德的一部分。

黄酒生性温和、醇厚绵长，在漫漫中国酒文化长河中，黄酒以其独有的“温和”受国人称道，黄酒的文化习俗始终以“敬老爱友、古朴厚道”为主题，这与儒家所追求的“忠孝”精神一脉相承。

酒事知多点

好酒沉瓮底

白酒是含有酒精的饮料，经长期贮存其化学成分会发生变化，酒精有部分会变成醋，酒精遇醋又会结合成酯。酯是一种有特殊香味的物质，沉积在瓮底，这瓮底的酒含酯更多，酒香更甚。所以有“好酒沉瓮底”这一闽南话。这句话告诉人们这样一个道理：精华的东西往往不会浮于表面，而是藏而不露的。正所谓：好酒沉瓮底。因为，那才是真正好的、有价值的东西。

益寿佳酿绍兴酒

2012 年清明节前后，我和几位好友在杭州西湖逗留了几天，又驱车到了绍兴。那是一次寻梦之旅，也是一次梦幻之旅。除了仰慕著名的文化古迹，如兰亭、禹陵、鲁迅故里、蔡元培故居、周恩来祖居、秋瑾故居、王羲之故居等之外，就是奔着绍兴酒香去的。

绍兴市位于浙江省中北部、杭州湾南岸。东连宁波，南临台州和金华，西接杭州，北隔钱塘江与嘉兴市相望。有水乡、桥乡、酒乡、书乡之誉。

绍兴是一座拥有 2500 年历史的文化古城，是“没有围墙的博物馆”“名士之乡”。“悠悠鉴湖水，浓浓古越情”。绍兴以其历史悠久、人文景观丰富、风光秀丽、物产丰富、风土人情、名人辈出而著称于世，自古素称“文物之邦、鱼米之乡”。

绍兴本帮菜富有江南风味，其烹调常用鲜料配腌腊食品同蒸或炖，多用绍酒烹制，故香味浓烈。绍兴酿酒，历史悠久，驰名中外。早在吴越之战时，越王勾践出师伐吴前，以酒赏士，留下“一壶解遣三军醉”的千古美谈。在南北朝时期，黄酒已被列为贡品。“汲取门前鉴湖水，酿得绍酒万里香”。

中国黄酒产地较广，品种较多，然能被国内酿酒界公认为能代表中国黄酒总体特色的，则首推绍兴酒。绍兴酒原指出于绍兴之酒，主要指四个品种，即元红酒、加饭（又称花雕）酒、善酿酒、香雪酒。元红酒因过去在坛壁外涂刷朱红色而得名，系绍兴酒中历史最早、普及最广的酒种，为干型黄酒。

加饭酒，是绍兴老酒中的名牌，素有“酒中独步”的美称。顾名思义，“加饭”是在生产时改变了配料的比例，增加了糯米饭的投入量而得名。加饭酒色泽橙黄清澈，香气芬芳浓郁，滋味鲜甜醇厚，具有色、香、味俱佳，越陈越香，久藏不坏的特点。加饭酒的刺激性小，适量常

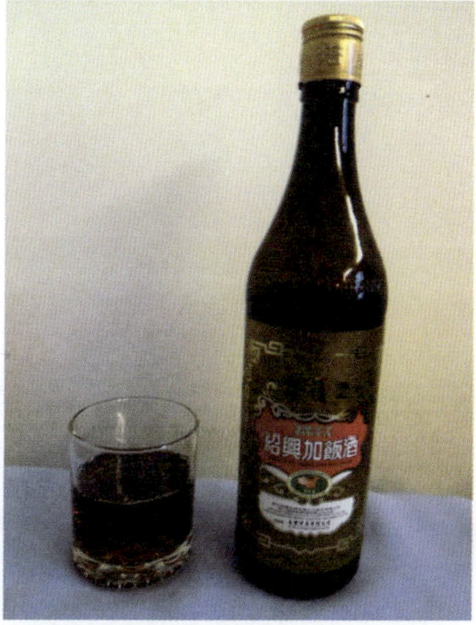

饮，有兴奋精神、促进食欲、生津补血、解除疲劳的功效。添入烹饪作调料，能除腥、增音、添味，使菜肴更加鲜美，并有健脾的效能。若用于制药，能使药性移行于酒内，从而增加疗效。因此，加饭酒历来为人们所喜用，成为绍兴酒中之佼佼者。

根据配方不同有单加饭、双加饭之分，因加饭酒饭量较大，所酿之酒酒度、糖度略高，质厚。故绍兴酒优劣的重要感观标准为质厚薄与否，绍兴人称“肉子厚”。

加饭酒又称花雕，其原因在于瓶身刻有花卉图案，故名花雕。在古时绍兴有个风俗，一旦哪户人家生了个女儿，就要在出生后的第 1 个月那天（俗称满月），将亲友送的糯米进行酿造，并封瓶放到地底下埋藏。等到女儿出嫁时再将这酒挖掘出来饮用，故这种酒被称为“女儿红”；生儿子也是这样做，而这种酒被称为“状元红”。后来人们将陈年绍兴酒专称“花雕”。

绍兴酒营养丰富，内含 21 种氨基酸，多种蛋白质、糖类和维生素。具有和血、行气、行神、驱寒、壮筋骨等诸多保健功能。常饮用能使人精神旺盛，体力充沛。

早在西汉时期，人们根据酿酒原料不同，将酒分成三级，以糯米酿制的酒为上等。绍兴黄酒自古以来就以糯米为原料，而且在选择时要选用米粒洁白、颗粒饱满、气味良好、不含杂质的上等优质糯米。同时又要求是当年产的。因此绍兴酒的糯米原料，人们归纳为三个字：精、新、糯。

鉴湖佳水是绍兴酒特有的条件。俗话说：“水为酒之血。”没有好水是酿不出好酒的，因此，佳酿出处必有名泉。绍兴酒之所以晶莹澄澈，馥郁芳香，成为酒中珍品，除了用料讲究和有一套悠久的传统工艺外，重要的还因为优良水质。

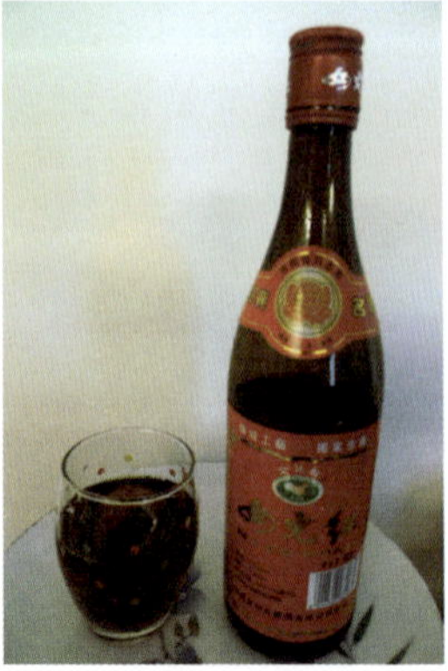

绍兴酒，宜“品”，就是要慢慢喝。绍兴人把喝老酒称为“咪”，讲的就是慢慢喝。走进咸亨酒店，看一些地道的绍兴下酒菜，大都是：盐煮花生、茴香豆、糟鸡、醉鱼干、酱爆螺蛳……这些菜都是需要细嚼慢咽才能品出真滋味的，还有绍兴酒的绝配——大闸蟹，光是剥蟹就得费不少工夫，但味道也就在细剥慢饮之中。

鲁迅先生笔下的孔乙己，即使是穷困潦倒，去酒店喝酒，排出九文大钱，温两碗酒，要一碟茴香豆，与小孩们讲讲“茴”的四种写法，也是慢慢喝的。慢慢品，是一种美食态度，也是一种生活态度，在慢慢品中，人们享受美味的佳肴，醉人的音乐，高雅的氛围，愉悦的聊天……在慢慢品中，让食物与酒精在胃里得以充分的混和，减缓对酒精吸收，不易致醉。据科学分析，细嚼慢咽能产生大量唾液，而唾液中富有的 15 种特殊酶，能有效降解食物中的致癌物质。同时，经慢慢咀嚼后的食物对胃的刺激比较缓和，有利于降低餐后高血糖。绍兴酒一般在 15 度左右，因此，慢饮不会出现一饮即醉而酗酒的

酒事知多点

壮行酒

“卧薪尝胆”的成语是人们熟悉的。越王勾践为了复国报仇，洗刷奇耻大辱，忍辱负重，奋发图强。他睡在柴草荆棘之上，工作累了，生活苦了，就拿出猪的苦胆舔舔，体验一下再苦也不过苦胆的感觉。经过十年的励精图治，十年休养生息，十年准备磨炼，越国决定发兵攻打吴国。《吕氏春秋·顺民》记载：越王勾践出师伐吴时，父老乡亲向他敬酒，他把酒倒在河的上游，与将士们一起迎流共饮，于是军民感奋，战气百倍，终于战胜吴国，一雪耻辱。那条河后人称之为“投醪河”，至今还在绍兴城南静静流淌着。

场面，它是在不知不觉中进入微醺而陶然的境界，平时因心力劳顿而积淀于潜意识中的睿智奇思、精论灼见、真知挚情就会源源而出。无数的诗文、书画名作就此诞生。

享受美酒人生

记得笔者在北京中医药大学工作时，有一位学生在修毕由我主讲的“中医营养学”课程后，曾在给我的赠言簿上写过这样一句话：“党老师，当我走近您的时候，我本想捧起一簇浪花，您却给了我整个海洋。”这句话深深地刻在我的脑海中，它令我欣慰，也使我感动。

刚来香港时，我是带着我会给学生们一杯水的自信站在讲台上的。我相信，凭我 20 多年在中医养生食疗领域中辛勤耕耘的汗水；凭我长期积累的知识和经验；凭我不断学习进取，自强不息的性格；凭我对学生们真诚的付出，足以使我的学生们受益。如今，十多年过去了，今天，我却想将很久以前学生送给我的那句话，转送给我的香港学生们，因为，它最能表达我此时的心情和感受。

在香港为各类学生讲授了十余年的《中医养生学》《中医食疗学》，有本科生、硕士研究生课程，也有饮食养生证书、运动养生证书课程等。因为有这样的工作经历，我有机会接触到一些热爱学习、热爱生活，对中医养生有兴趣的香港学生。从他们身上我学到了很多、很多。这里面有拼搏向上的工作干劲，也有勤奋努力的学习态度。作为老师，我在鼓励和钦佩他们这种披星戴月、不断进取的精神的同时，也常常尽可能地在课堂上多讲授一些中医的养生智慧和方法。其间，总会遇到一些无法解决的实际问题。

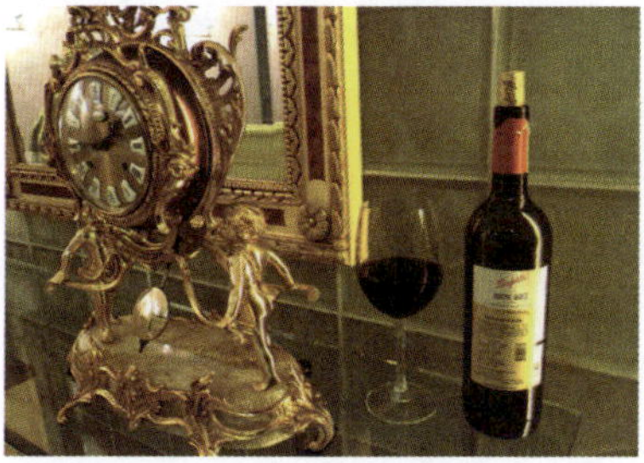

例如，大家都知道放慢工作节奏

有益健康，但工作压力大，加快节奏都完不成，哪敢放慢呢？又如：我说，除了工作之外，生活的内容很丰富，要留点时间给自己，享受生活。但现实生活中，哪个人的日程表不是排得满满的？尽管如此，今天，在写这本《酒疗》时，我还是想本着我历来的教学理念："授人以鱼不如授之以渔"，与读者分享个人在中医养生教研中的一些心得。

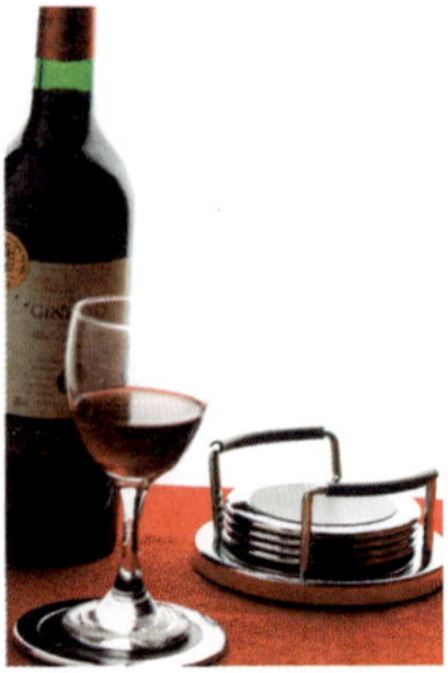

人们总以为，养生需要学习许多具体的方法。这个理解也没有错，但是，更重要的是养成一个良好的生活习惯，保持一种有益健康的生活方式。这里面有中国人中庸之道的养生智慧，也有中医学行之有效的养生方法。饮茶、品酒、读书、写作、旅行、游泳、散步、聊天、静坐、练书法、打太极……都是养生。

就说品酒吧！周末、假期，与亲朋好友坐在一起，简单地备几个下酒小菜，一瓶红酒，清雅、健康、美味。没有应酬时的客套，没有大呼小叫的喧闹，只有轻轻地、慢慢地品着，聊着。浅斟慢品，享受生活，这就是一种非常好的放松心情、舒缓压力的方法。

还有一个是个人的认识：品酒也是在感悟人生。例如，酒的种类很多，有苦、有甜、有烈、有柔。仅从酒的外观颜色就可以分为白酒、黄酒、红酒、啤酒等；如果按酒的原料分，又可以分为葡萄酒、糯米酒、青稞酒、马奶酒、高粱酒、蜂蜜酒、药酒等。而每一种酒中又可细分，例如：葡萄酒可分为白葡萄酒和红葡萄酒，红葡萄酒又因产地不同，分为法国红葡萄酒、中国红葡萄酒、美国红葡萄酒、智利红葡萄酒……更不用说酒的文化，那是无穷无尽的知识海洋，是一个永远聊不完的话题。人生如果没有酒，那将是很大的遗憾。

寒冷的冬季，用热水烫上一杯绍兴米酒，一家人，或与亲朋好友围坐在一起打边炉，热热的酒，热热的锅，身心会倍觉温暖。

炎热的夏天，晚饭时小酌一杯啤酒，会使那个夏天平添几分清爽和惬意。总之，养生保健的目的是能够健康长寿，而健康长寿是为了更好地工作和生活。这就如同“人吃饭是为了活着，而活着并不只是为了吃饭”的道理一样。因此，只有对生活充满情趣、有理想，有追求，不断提高生活质量，健康长寿才有意义。而这本身对人体的健康也是大有好处的。

我曾经在“谈谈热爱生活”一文中提到过这样一件有趣的事情。

一天，有一个人来到医生的诊所。

“医生，我想长寿，你有什么好的办法或者建议吗？”那个人问。

“当然有，不过，在回答你的问题之前，我还要先问你几个问题。”医生说。

“什么问题？你尽管问。”那个人回答说。

“你吸烟吗？”医生问。

“不吸！吸烟有害健康。”

“你喝酒吗？”

“不喝。”

“你喜欢体育运动吗？”

“没兴趣。”

“你喜欢下棋吗？”

“没兴趣。”

“你喜欢花草鱼鸟吗？”

“也没兴趣。”

“那你喜欢什么呢？你喜欢读书吗？你喜欢书法吗？你喜欢诗歌散文吗？你喜欢唱歌吗？你喜欢舞蹈吗？你喜欢旅游吗？……”医生又问。

“我什么都不喜欢。”

医生笑着说：“那你要长寿干什么呢？”

总之，这个故事告诉我们，要健康长寿，首先要热爱生活，还要享受生活的乐趣。

“酒国”的“八日节”

提起斯洛文尼亚，人们首先想到的一定是葡萄和美酒。的确，这个占地面积 2 万多平方公里，只有 200 多万人口的小国，却是世界上最著名的酒的制造国之一，素有“酒国”之称。

1995 年，在春暖花开的季节，应斯洛文尼亚卢布尔雅那（Slovenia Ljubljana）大学医学院的邀请，笔者来到了这个美丽的国家。卢布尔雅那是斯洛文尼亚共和国的首都和政治、文化中心，位于西北部萨瓦河上游，群山环抱的盆地之中，多浓雾。虽然临行前，我已从医学院寄来的录影带、图片、导游图、地图等资料中有了一些了解，但身临其境之后的感受却仍然是那样的清鲜。当第一眼看到她的时候，我的心为之一动。为她的雅，为她的幽，为她的静，为她的美，更为她飘香的

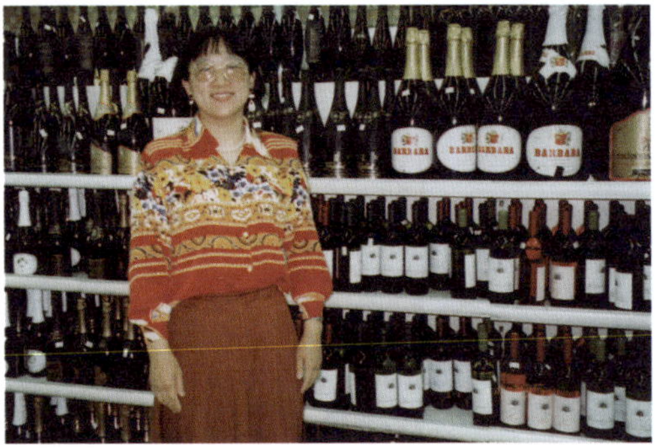

（1995年4月17日摄于斯洛文尼亚卢布尔雅那）

酒事知多点

《酒仙图》

刘海粟曾跟范曾合作过一幅《酒仙图》，图中酒仙“斯文扫地”，全无士子的“道貌岸然”。画家通过简洁的线条、生动的造型，让完全沉浸在酒精制造的迷幻之中的酒仙形象栩栩如生——他眼中的酒瓶已经空了，被他轻轻一推，倒在了地上。但酒仙依然不放过这个空瓶子，他用手去扶，却乏力可为；他用手去摩挲，却越发感觉它是那么的高大。酒瓶子几乎占据了整个视野，茫然而别无他物了。他也完全可以钻进酒瓶子里了。可他触摸到的却是一个空空如也的酒瓶子的屁股，令人忍俊不禁。这是酒仙的幽默还是画家的幽默呢？

葡萄园和甘醇的葡萄酒所陶醉。

斯洛文尼亚是一个位于中欧南部，比邻阿尔卑斯山的小国，全称斯洛文尼亚共和国。西邻意大利，西南通往亚得里亚海，东部和南部被克罗地亚包围，东北有匈牙利，北接奥地利。斯洛文尼亚在 1991 年之前为前南斯拉夫的一个加盟共和国。1991 年 6 月 25 日获得独立。斯洛文尼亚在东欧经济转型国家当中人均 GDP 名列第一，同时该国也是世界贸易组织的创始国之一。该国已于 2004 年 5 月 1 日加入欧盟，2007 年 1 月 1 日正式加入欧元区。

斯洛文尼亚 52% 的面积被茂密的森林所覆盖。海岸线长 46.6 公里。西北部为斯洛文尼亚阿尔卑斯山地，南部为石灰岩高原。德拉瓦河与萨瓦河上游流经，河谷平原占全国总面积五分之一。特里格拉夫峰为境内最高的山峰，海拔 2864 米。气候分山地气候、大陆性气候和地中海式气候。夏季平均气温为 21℃，冬季平均气温为 0℃。难怪人们说，斯洛文尼亚是一个位于欧洲东西交汇处，未被发现的绿色花园，是世界上绿色最浓的国家之一。

斯洛文尼亚人讲自己的语言——斯洛文尼亚语，但是，大多数人还会讲英语、意大利语或德语三种语言中的其中一种。在城市里，英语和意大利语可以顺利沟通，大多数人都听得懂。年纪较大的一部分人能听懂俄语或匈牙利语。我在那儿期间，无论是住饭店，还是上街、游览、做学术报告，始终是讲英语，没有感到丝毫的不便。大学生几乎都懂英语。

斯洛文尼亚有着丰富的饮食文化，几百年来，阿尔卑斯山、地中海和潘诺平原（pannonian）地区的饮食文化交汇在此。斯洛文尼亚东北地区的饮食特点在于品种多样的面食品和面包，如品种繁多的蛋卷、水果多层饼（gibanica）等。

德高望重的院长设家宴欢迎我这位远道而来的中国客人。为了准备这顿饭，他们全家忙了整整一天。接风晚餐是熏制的猪火腿、自制的果仁巧克力面包卷、洋溢着热情友好气氛的彩色鸡蛋以及品质上乘的红葡萄酒。主人介绍说，熏火腿的制法是先用盐及各种调料将猪肉腌透，再熏制、炖熟。在一个斯洛文尼亚人开的餐馆里，我也看到了这种火腿，店主将熏制的猪火腿放在一块大面包中，有客人来就餐时，如果点到了这道菜，就一片一片地现切下来送到客人面前。那一次，为了让我更多地了解斯洛文尼亚饮食风味，东道主还热情地为我分别点了不同的带有浓郁地方风味的菜或甜点。

斯洛文尼亚无愧“酒国”之称，从全国最大的超级市场，到街边小食品店，到处摆着各种各样的酒，令人眼花缭乱。在一位营养学教授的别墅里，我惊奇地看到了一个家庭酒库，它的贮酒量是如此之大，竟然可达数百瓶，整整一屋子酒，都被整齐地卧放在特制的贮酒瓦罐中。上面分别标明日期，其中有自制的，也有在商店里买的。当我问到为什么要存放这么多酒在家里时，主人笑着说：“酒是陈的好嘛！”

为了欢迎我的到来，这位教授拿出了存放多年的葡萄酒和自制的香槟酒，配上用斯洛文尼亚猪肉风干的干香肠，还有自家菜园种的小黄瓜和自采的蘑菇制成的开胃菜等，真是品味极佳。我的酒量有限，但身处酒国，也只好入乡随俗了。按照当地的习俗，好朋友相聚不喝酒是绝对不能走的。

在卢布尔雅那书店，我见到了一张关于斯洛文尼亚制酒情况的地图。位于欧洲狭长的葡萄产区中部的斯洛文尼亚，与法国的勃艮第（Burgundy）和波尔多（Bordeaux）处在同样的纬度线。斯洛文尼亚人有着与法国人、意大利人或西班牙人相似的葡萄栽培历史。制酒业遍布这片不大的国土。地理和气候环境的多样化，创造了产生丰富葡萄品种的条件，从品质上乘的中欧白葡萄酒到著名的晚期葡萄酒，应有尽有。斯洛文尼亚葡萄酒的品质可同世界上最好的葡萄酒相比。还有沿海地区的红葡萄酒和内陆地区的带有果味的红葡萄酒，而珍藏多年甚至几十年的一流陈年葡萄酒，特别是那些保存在斯洛文尼亚有名的栎木桶中的葡萄酒，尤其令人无法忘怀。

斯洛文尼亚人流行喝红葡萄酒，度数比较低，大约在 10 度左右，使人越喝越爱喝。科学家们的研究证明，这种不含糖的干红葡萄酒对人体健康有益，特别是它含有防治冠心病的有效成分，可用于心血管疾病的防治。

街上的酒吧是斯洛文尼亚最热闹的地方，每逢节假日，所有的商店都关门，只有酒吧例外。人们三一群，两一伙，或坐或站，一边喝酒，一边谈着永远谈不完的话，从早到晚，无休无止。我想：他们在谈些什么呢？一位朋友告诉我说，在喝酒的时候，斯洛文尼亚人如果在说话，那一定是在谈酒，在评论这种酒太酸了，或是那种酒太甜了，是在交流关于喝酒的感觉。他们是在谈酒的生产、酒的品质、酒的品种。

“真不愧是酒国的人啊！”我想。

街上偶尔可以见到醉酒的人，有一个中年醉汉，摔倒后碰破了头，鲜血直流，可是他仍然不放下手中的酒瓶。

斯洛文尼亚——欧洲的绿色瑰宝，愿你永保清纯，再添新绿。

斯洛文尼亚——世界美丽的酒国，愿你酒色更纯，醇味更香。

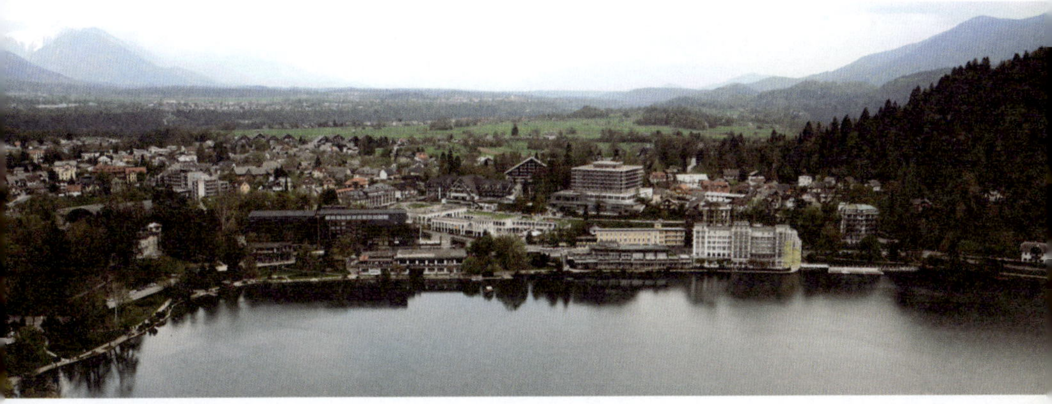

斯洛文尼亚

人间仙境布莱德(Bled)

在这个世界上，令人们流连忘返、挥笔泼墨的美景太多了。然而，斯洛文尼亚的布莱德却是一幅无法用语言来形容的风景画。

那是真正的人间仙境。

去之前，在有关斯洛文尼亚的介绍上我看到过一幅画，旁边写着：布莱德。在我的想像中，那里只是有一些具有欧洲建筑风格的城堡而已。

从卢布尔雅那大学去布莱德，需要乘大约一个多小时的巴士。那是一座古老的小镇，往山顶上的城堡需要走一段上坡的路。走几步，路边就会有一个红色的圆点，在绿色的山中那是醒目的标记，它提示着人们该从哪里上山。这一个个圆圆的红点，使人感到斯洛文尼亚人做事情很细心，也感到了异国人温暖的关照。

山顶上的城堡有一个酒吧，有葡萄酒、啤酒和饮料等。那是一个非常特别的露天酒吧，与周围美丽的景色融为一体。那天天气格外好，阳光明媚。四月的布莱德，清新的春风带着嫩绿的草香轻轻抚摸着从严冬中刚刚复苏的肌肤，优美的环境令人心旷神怡。

城堡下就是布莱德的湖，湖中心有一个小岛，岛上有一个教堂，高高地位于岛上山坡的中心，向所有的人展示着它的威严和权威。教堂的顶是用砖红色的瓦铺成的，像大多数教堂一样，顶子是尖尖的。红色的顶，白色的房在绿色的树丛中半隐半现，周围是清澈、平静的湖水，这一切又给小岛平添了几分神秘。

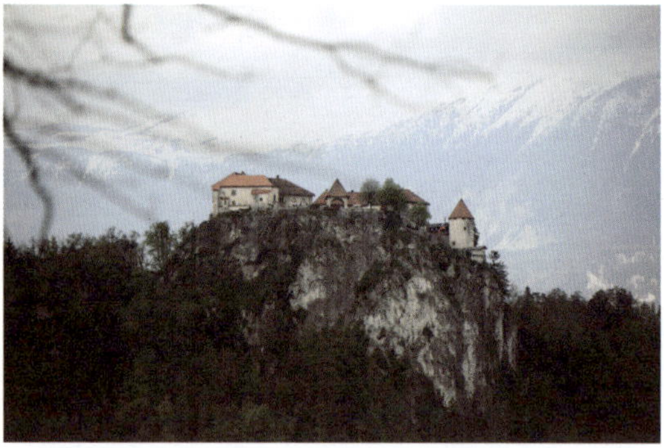

城堡

山上游人很少，一

个年轻的小伙子，兴致勃勃地刚登上山顶，他站在城堡的围墙边，兴奋地向湖心的小岛眺望。他久久地站在那儿，两只手叉在腰间，一动不动地注视着湖心的小岛。此时此刻，他也成了这幅美丽景色的一部分。

湖面上有一条小船，缓缓地向湖心小岛划去。

我静静地站在布莱德城堡的山顶上，欣赏着这集湖泊、湖心小岛和城堡为一体的如诗如画景色。青山绿水与具有欧洲独特建筑风格的古城堡相得益彰，别具一格。

布莱德的美不仅仅在它的风景，在它古老的城堡，布莱德的美，在它的幽静，在它的清纯。在这里你可以感到乡间的质朴，古老的文明。没有孩子的追跑、打闹，甚至没有人大声说话，好奇妙的一个地方！

这些年，也曾去过一些名山、名水。然而，我却从来没有置身于这样一个富有神韵的境地。它是冬天里盛开的水仙花，它是一颗翠绿叶片上熟透了的草莓，它是镶嵌在象牙上的一颗红钻石，它是一首优美的曲子，一个甜甜的梦。布莱德是一件精雕细刻的艺术品，是大自然和人类智慧的结晶。

我常常想：如果我能再有机会去斯洛文尼亚，我一定再去一次布莱德，我一定要登上那座湖心岛。

2 年之后，我第二次访问斯洛文尼亚。那天，从滑雪中心回卢布尔雅那的路上，有人无意中想起那天是三月八日国际妇女节。大家说应该找一个地方喝点饮料，吃些甜点，庆祝一下。没有人知道我想再去布莱德的愿望，我也觉得这次时间很紧，不可能再专程去那里。驱车走了一会儿，就停了下来。一下车，我眼前一亮——这是布莱德呀！我惊喜地叫着。是她，看！那正是我日夜想念的湖心小岛。我独自沉浸在梦幻般的喜悦中。

看着湖面上的小船向湖心岛划去，我的心也飞到了那神秘的小岛。我真想坐上小船到岛上去。然而，我终于没有说出这个愿望。我已经是第二次来布莱德了，但是，我始终没能坐上那条小船，始终没能登上那座湖心岛。上一次是时间来不及，这一次仍然是时间来不及了。

按说三月是乍暖还寒的季节，可那一天阳光照在身上却是暖洋洋的，我在心里说："布莱德，一定是你伸出了欢迎的臂膀，驱走了冬天的寒意，我谢谢你。"

布莱德实在是太美了，美得使所有人来到这里都不由自主地放慢了脚步，美得能让每一位游人都成为画中的一部分，美得令人承受不了，时时会怀疑这是真的，还是在梦中。

每当夜深人静，我就喜欢一个人想布莱德的景色，湖光、山色、城堡、小岛……这一切已经深深地印在了我的脑海中。

我们每一个人从生命的一开始就努力地记住那些美好的事物，尽量忘掉那些不愉快的事情。但是，美好的时光都十分短暂，像流星划过天空，瞬间就消失了。

雾中神秘的湖心岛啊！你上面究竟是什么样子？是谁每天打扫那唯一的小路？仅有的三四所房子里住着怎样的人家？人们每天过着怎样的生活？

为了这个神秘的湖心岛，我要再去布莱德！

后来，我真的有机会再一次来到了布莱德，真的如愿以偿地登上了湖心岛。然而，当我真实地看到了岛上唯一的教堂，教堂里唯一的大钟，岛上的房子、街道、一草一木时，我却又发现其实她与岛外的世界没有太大的分别。

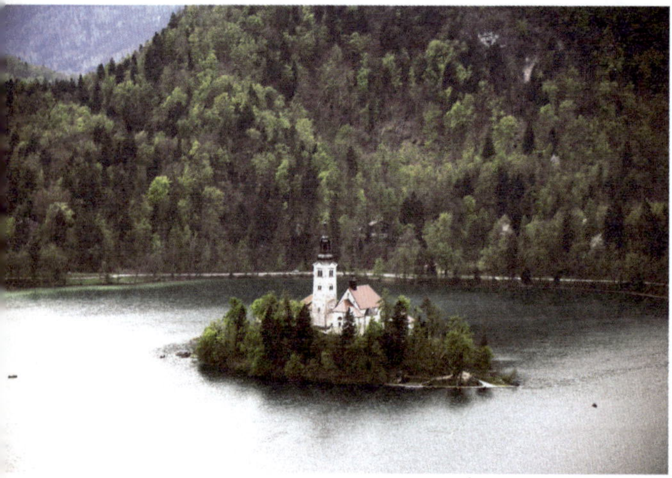

湖心岛

多年以来，湖心岛留在我记忆中最美

的画面，不是离她最近的那一幕，而是从城堡上远眺时那震撼心灵的美。

“八日节”

“八日节”是斯洛文尼亚特有的一个节日。8，在中国是个吉祥的数字，没想到，在斯洛文尼亚，“8”也被看作是一个吉祥的数字。人们为什么喜爱8这个数字呢？我想也许是8用阿拉伯数字写出时是两个圆，或称为一双圆。对于追求圆满的人们来说，双圆是美好生活的象征。

“八日节”也就是每年大约从3月7日至3月14日的8天时间中，在某些自己酿酒和售酒的酒家里卖出的酒是免税的。尽管便宜不了多少钱，人们却因为有这个节日而愿意痛饮一场。往往是家人、朋友相约纷纷来到这样的酒家或餐厅，喝酒、聚餐、唱歌，庆祝这个传统的节日，好不热闹。

1997年3月，我应邀出席一个学术研讨会，再次来到了“酒国”斯洛文尼亚，并幸运地赶上了“八日节”。

一天晚上，女友巴巴拉给我打来电话，说她的父母要邀请我和他们全家一起出去玩。巴巴拉问我在斯洛文尼亚已经去过哪些地方，当我一一列举之后，她高兴地说：“就这样定了！明天我们要去的地方，是你从来没去过的。”

第二天上午十点钟，巴巴拉和她的父亲、母亲开车接上我就出发了。在车上我问：“今天咱们是不是去海边？”因为我还没有去过斯洛文尼亚的沿海村镇，我想他们邀请我去那里的可能性最大。斯洛文尼亚国家虽小，却应了中国“麻雀虽小，五脏俱全”的俗语。有雪山，有牧场，有河流，有溶洞，有古城堡，也有迷人的海滨。但巴巴拉说：“不是，我们今天去不了海边。”

巴巴拉的父亲是个著名的律师，他一边开车，一边看着一张手绘的地图。“这是我父亲昨天晚上画的地图，是我们今天的行程路线。”巴巴拉告诉我。我不禁赞叹这位律师先生严谨的作风。

汽车向乡间的小路驶去，很快我们到了一个小村镇，汽车还没停稳，就听见一阵欢呼声。我透过车窗的玻璃向外望去，看到又有几辆汽车刚刚停稳，四五个家庭，十几个人像从天而降似地一起聚到了这个叫“托马伊”的地方。

托马伊住着一些以酿酒、卖酒为生的当地人。他们祖祖辈辈生活在这里，用自己亲手酿的红葡萄酒向全世界讲述着斯洛文尼亚这个酒国的历史和文化。原来女友一家是专程邀请我到这里一家最好的酒店喝红葡萄酒。我内心一阵惊喜：了解当地人的饮食习俗，这是我最感兴趣的事。意外的惊喜使我非常兴奋。我赶忙从背包中取出照相机，准备好幻灯胶片，做好了拍照的准备。

巴巴拉的父亲告诉我：他生在斯洛文尼亚，今年已经64岁了，但是，还从来没有在“八日节”期间，专程开一个多小时的车跑到这里的酒店来喝这种特殊的酒。因为，这种酒在市面上是可以买到的，他们平时都很忙，谁也舍不得花这么多的时间在路上。

“这么说，今天对大家来说都是第一次来？”

“是的，我们都是第一次来这儿过‘八日节’。今天是‘八日节’的第三天。”

我在心里庆幸自己的运气：我这次访问斯洛文尼亚简直就是为了赶“八日节”而来的！

在路上我看到路边的牌子上挂着一个小树杈和两个藤编的酒瓶，巴巴拉解释说：这就是“八日节”酒家的路标，看见它就说明在附近可以喝到“八日节”酒。在酒家的门前又出现了这样的标志。走进酒家我看见墙上挂了一些木制的盘子，上有烫花，图案多是葡萄、酒具等，这里弥漫着浓郁的乡土气息，我还没喝酒便已经半醉了。我捧着照相机四处拍着幻灯，有酒馆酿酒的过程，也有制作的食物。

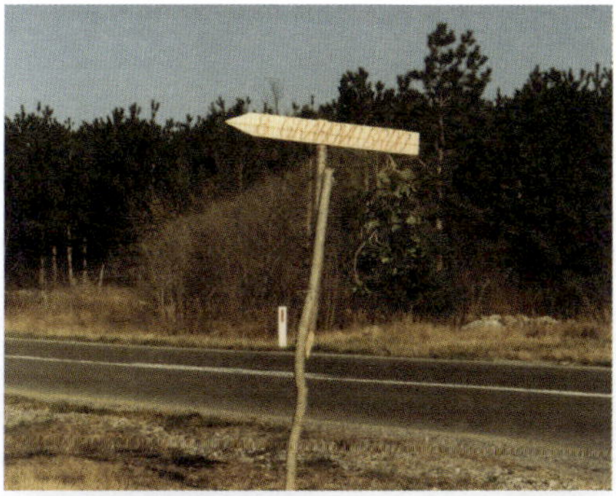

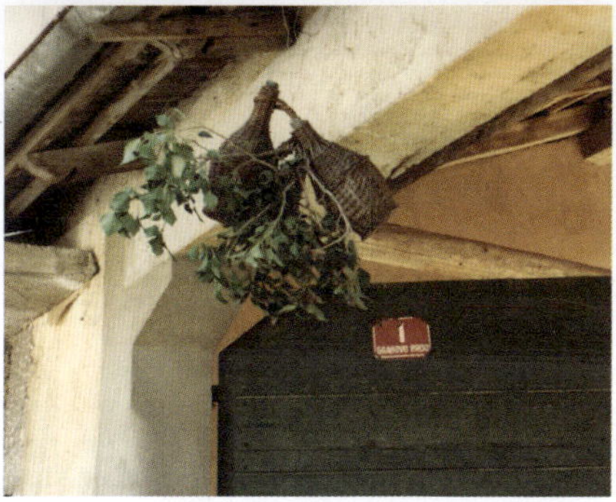

开饭了，首先端上来的是一盘腊肉和香肠，上面有腌制的小酸黄瓜、乳酪。腊肉是专门配红葡萄酒的，好吃极了。甘醇的红葡萄酒刚一喝到嘴里稍稍有点酸的感觉，却有着极特别的韵味，那是真正的甘露，纯天然的甘露。酒的醇香和酿制后特有的甘美赋予了这种酒独特的风格。真是“酒香不怕巷子深”。难怪斯洛文尼亚被称为酒国，难怪斯洛文尼亚人永远不愿离开这块土地，那是因为这里的酒——已经化成了他们的血液。

有生以来我第一次目睹了真正的斯洛文尼亚人对红葡萄酒的酷爱，我们平时喝葡萄酒多用小杯，而他们则是用高脚大杯，一杯接着一杯地喝。斯洛文尼亚酒最大的优点是喝多了也不会头晕。服务员用我们喝扎啤一样的大酒杯上酒，大家边喝边聊，喝到高兴处就唱了起来。斯洛文尼亚语与俄语同属一个语系，斯洛文尼亚人与俄国人也有许多相近的地方。他们喜欢唱歌、跳舞。特别是在他们喝了酒的时候，那种奔放的性格表现得更为突出。唱着唱着，临近餐桌上的人虽然素不相识，也跟着唱了起来，整个酒馆里歌声此起彼伏。服务员也像是上满了弦一样，在桌与桌之间穿梭，忙得不亦乐乎。有的人没有座位，站在柜台前举着手中的酒杯和大家一起唱。

这时，酒馆的老板娘走到大家中间，对每一位光临她的酒馆的客人表示欢迎和感谢。当她从一位客人那里得知我是从中国来的，今天慕名来喝她酿的酒时，高兴得转身从里面又拿出一大瓶酒说："这瓶酒算我请客，免费！"临走之前，她还特意送给我一大瓶红葡萄酒和一大包腊肉。

斯洛文尼亚人真是热情好客！

在我临离开斯洛文尼亚的前一天，巴巴拉交给我一个木制的盘子，上面有一个烫出的"8"字，和那天酒家中盛腊肉的盘子一样。她说："这是我父母专门给你买的木盘，父亲还在背面亲手烫了赠言。"我翻过盘子一看，上面烫着：送给党毅，1997 年 3 月 9 日于卢布尔雅那。落款是她父母的烫字签名。我双手捧着这个珍贵的礼物，心中充满感激之情。带着这份重重的情谊我回到了北京，难忘的"八日节"也永远地留在了我美好的记忆中。

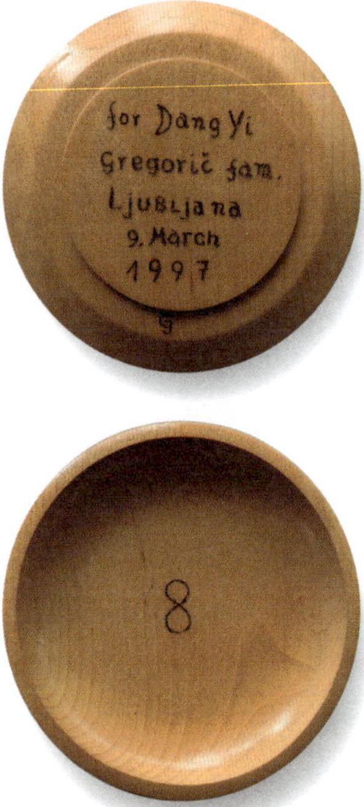